GUÍA ALIMENTICIA DE LA DIETA SOUTH BEACH

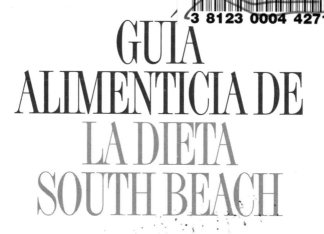

D0872904

Dr. Arthur Agatston

Autor del bestséller *La dieta South Beach*

RODALE

Aviso

Este libro sólo debe utilizarse como volumen de referencia, no como manual de medicina. La información que se ofrece en el mismo tiene el objetivo de ayudarle a tomar decisiones con conocimiento de causa con respecto a su salud. No pretende sustituir ningún tratamiento que su médico le haya indicado. Si sospecha que usted o algún familiar suyo tiene un problema de salud, le exhortamos a buscar la ayuda de un médico competente.

Las menciones que en este libro se hagan de empresas, organizaciones o autoridades específicas no significa que la casa editorial las avale, así como tampoco la mención de empresas, organizaciones o autoridades específicas significa que estas avalen el contenido del presente libro.

Las direcciones de Internet y los números telefónicos que se proporcionan en este libro estaban correctos cuando se mandó a la imprenta.

Agradezco particularmente a Marie Almon, R.D., nuestra nutrióloga, el enorme esfuerzo que dedicó a este proyecto. Gracias también a Kathleen Hanuschak, R.D., y a JoAnn Brader.

Impreso en los Estados Unidos de América

Rodale Inc. hace lo posible por utilizar papel reciclado ♻ y libre de ácidos ∞.

Diseño de Carol Angstadt

ISBN-10: 1–59486–361–X
ISBN-13: 978–1–59486–361–5

Distribuido en librerías por Holtzbrinck Publishers

2   4   6   8   10   9   7   5   3   1   rústica

Inspiramos a las personas y les damos la posibilidad de mejorar tanto sus vidas como el mundo a su alrededor

Para conseguir más de nuestros productos visite rodalestore.com o llame al 800-424-5152

Índice

PRÓLOGO

Una buena dieta siempre será, hasta cierto punto, una obra sin terminar. Esto es especialmente cierto en el caso de la dieta South Beach por dos razones muy sólidas.

En primer lugar, los científicos continúan llevando a cabo y mejorando sus investigaciones, por lo cual nos enteramos constantemente de datos nuevos con respecto a la forma en que nuestros organismos aprovechan los alimentos. En vista de la gravedad de la situación actual en lo que se refiere a la obesidad y la mala nutrición generalizadas, es importante que los investigadores se esfuercen por determinar qué podemos hacer, como individuos y como sociedad, para conservar nuestra salud y nuestras figuras. Y nosotros nos dedicamos a integrar todo el tiempo los hallazgos nuevos más importantes a la dieta South Beach. La dieta tiene cimientos científicos, pero nadie dispone del tiempo necesario para revisar las publicaciones científicas diariamente. Por lo tanto, a fin de cuentas todo se reduce a la pregunta que cada uno de nosotros se plantea varias veces al día: "¿Qué voy a comer?".

En segundo lugar, millones de personas en todo el mundo han optado por seguir la dieta South Beach. Todos los días recibimos una cantidad enorme de mensajes en el sitio *web* de la dieta, cartas y comunicaciones a través de todos los demás medios imaginables. Conversamos de manera continua con personas que están haciendo todo lo posible por integrar la dieta a su estilo de vida. Estas interacciones nos han enseñado cómo la gente realmente aplica la dieta.

Lo menciono para que sepa que hemos mejorado esta guía de varias maneras.

El mayor cambio radica en la forma en que presentamos la información en las tablas que ocupan la mayoría de estas páginas: entramos en más detalles que en las ediciones anteriores. Para todos los alimentos incluidos encontrará ahora las cifras correspondientes al contenido total de carbohidratos, azúcar, grasa, grasa saturada y fibra. Para cada alimento hacemos una recomendación con respecto a su consumo en cada una de las tres fases de la dieta. En "Cómo usar la guía de alimentos" en la página 35 hallará una explicación más detallada de la nueva información.

De acuerdo con las investigaciones que acabo de mencionar, también hemos cambiado de punto de vista con respecto a ciertos alimentos como el tomate (jitomate), las zanahorias y los productos lácteos semidescremados. Ya sea que se trate de una fruta o de una verdura, un tomate sabe muy rico y contiene buenos nutrientes, como el licopeno, que tal vez ayude a prevenir el cáncer. Es bajo en fructosa, por lo que su índice glucémico (uno de los factores que tomamos en cuenta al evaluar los alimentos) también es bajo. Puede comerse durante todas las fases de la dieta, incluso la primera y más estricta.

Las zanahorias ya no están prohibidas durante la Segunda Fase. Investigaciones anteriores habían señalado que esta verdura tiene un índice glucémico alto, por lo que recomendábamos evitarla. Sin embargo, en investigaciones más recientes este punto de vista se ha modificado. Además, las zanahorias no tienen una alta densidad calórica, lo cual significa que para elevar su índice de glucosa tendría que consumir una cantidad enorme.

El plátano amarillo (guineo, banana) también ha salido bien parado en las investigaciones sobre el índice glucémico y la carga glucémica de los alimentos. Un plátano amarillo mediano tiene un índice glucémico bajo y una carga glucémica moderada, lo cual lo convierte en una fruta aceptable para la Segunda Fase.

Es posible que el calcio ayude a controlar la grasa corporal, y estudios recientes indican que de hecho baja el riesgo de obesidad en las personas que con regularidad consumen productos lácteos. Recomendamos a todas las personas que se limiten a productos lácteos bajos en grasa o incluso descremados o sin grasa: leche semidescremada al 1% o descremada; yogur sin grasa, queso bajo en grasa o semidescremado. Instamos a las personas que se encuentran a dieta a evitar la mantequilla, la crema y la crema agria. También hay que cuidar con qué se reemplaza la mantequilla: revise la lista de los ingredientes para asegurarse de que su margarina vegetal no contenga *"partially hydrogenated oil"* (aceite parcialmente hidrogenado).

Además, hemos incluido más información acerca de categorías importantes de alimentos como la comida rápida y las barras alimenticias. En un mundo perfecto, la comida rápida no tendría cabida en nuestra alimentación y nunca tendríamos tanta prisa como para comer una barra alimenticia en lugar de una comida de verdad, como huevos o cereal integral. Sin embargo, necesitamos toda la ayuda posible para comer de manera saludable en medio de esta vida actual en la que la norma es la falta de tiempo. Por lo tanto, incluimos información sobre estas categorías de alimentos para las ocasiones en que le resulte simplemente imposible preparar el desayuno, el almuerzo, la cena o una merienda.

Por último, el sitio *web* dedicado a la dieta South Beach me ha permitido descubrir que las personas que se encuentran a dieta plantean buenas preguntas que no se me habían ocurrido al escribir el libro. Por lo tanto, esta guía ahora contiene un capítulo de Preguntas frecuentes (y sus respuestas) con respecto a cada una de las tres fases.

Le deseo mucha suerte con sus esfuerzos por bajar de peso y lograr un estado de buena salud. Espero que esta guía le ayude a lograr sus metas.

SU GUÍA PARA EL ÉXITO AL ESTILO SOUTH BEACH

¡Bienvenido! Me da mucho gusto que haya decidido probar la dieta South Beach, dando así el primer paso hacia un futuro lleno de salud y vitalidad.

Es imposible describir la dieta South Beach como una dieta baja en carbohidratos, baja en grasa o alta en proteínas. Las reglas son: consumir los carbohidratos correctos y las grasas correctas y aprender a aprovechar las meriendas (refrigerios, tentempiés) de manera estratégica. La enorme popularidad de la dieta se debe al hecho de que las personas bajan de peso sin que alimentos específicos se les antojen de manera exagerada y sin sentirse privadas; es más, ni siquiera tienen la sensación de estar a dieta. Esta dieta permite disfrutar los carbohidratos "saludables" en lugar de aquellos que contribuyen al aumento de peso, la diabetes y las enfermedades cardiovasculares. Es posible consumir una gran variedad de alimentos preparados de acuerdo con muchísimas recetas diferentes. De tal forma se evita la repetición y el aburrimiento, dos obstáculos para el éxito a largo plazo. Nuestra meta es que la dieta South Beach se convierta en un estilo de vida saludable en lugar de una dieta más. El propósito de esta guía es ayudarle a conseguir tal meta con facilidad. A continuación se enterará de los principios fundamentales de la dieta y de cómo utilizar esta guía. Además, encontrará sugerencias para comprar comestibles y comer fuera.

Las grasas "buenas" y "malas"

La grasa forma una parte importante de un régimen alimenticio saludable. Cada vez se acumulan más pruebas de que muchas grasas nos hacen bien y de hecho reducen el riesgo de sufrir un ataque cardíaco o un derrame cerebral. También benefician al metabolismo del azúcar y de la insulina, por lo que contribuyen a las metas de bajar de peso y mantenerlo a largo plazo. Además, las grasas buenas nos permiten disfrutar el camino hacia un estilo de vida más saludable, ya que mejoran el sabor de los alimentos. Ahora bien, no todas las grasas son iguales: las hay buenas y malas.

Entre las grasas "buenas" se encuentran las monoinsaturadas contenidas en los aceites de oliva y *canola*, los cacahuates (maníes) y otros frutos secos, la crema de cacahuate y el aguacate (palta). Las grasas monoinsaturadas hacen que se reduzcan los niveles totales de colesterol, así como los del colesterol LDL "malo" —el cual se acumula en las arterias y tapa sus paredes—, a la vez que mantienen los niveles del colesterol HDL "bueno", el cual se lleva el colesterol de las paredes de las arterias y lo entrega al hígado para que se deseche.

Los ácidos grasos omega-3 —las grasas poliinsaturadas que se encuentran en los pescados de agua fría, el aceite de *canola*, la semilla de lino (linaza), la nuez, la almendra y la nuez de macadamia— también se consideran grasas buenas. Estudios científicos recientes han demostrado que los grupos étnicos que consumen más ácidos grasos omega-3, como los esquimales (cuyas dietas contienen mucho pescado), sufren menos problemas de salud graves como enfermedades cardíacas o diabetes. Existen pruebas de que los ácidos grasos omega-3 ayudan a prevenir o a tratar la depresión, la artritis, el asma y la colitis, además de contribuir a la prevención de muertes por enfermedades cardiovasculares. Consumirá una gran cantidad de grasas monoinsaturadas y ácidos grasos omega-3 a lo largo de las tres fases de la dieta.

Las grasas "malas" son las saturadas que obstruyen el funcionamiento del corazón, mismas que se encuentran, por ejemplo, en la mantequilla, las carnes rojas grasas y los productos lácteos de grasa entera.

Las grasas "muy malas" son las transgrasas (*transfats*) hechas por el ser humano. Se trata del producto de la reacción del gas hidrógeno con el aceite y se encuentran en muchos alimentos envasados, entre ellos la margarina, las galletas, los pasteles (bizcochos, tortas, *cakes*), el glaseado que llevan estos, los *donuts* y las papitas fritas. Las transgrasas son peores que las grasas saturadas, ya que dañan los vasos sanguíneos, el sistema nervioso y la figura.

Cuando esta guía estaba entrando a la imprenta, la

Dirección de Alimentación y Fármacos de los Estados Unidos decidió que para el año 2006 los fabricantes de alimentos deberán precisar en la etiqueta la cantidad de transgrasas que contienen sus productos. (Las transgrasas naturales de la carne y la leche, que actúan de manera muy diferente en el organismo que las hechas por el hombre, no tendrán que mencionarse en las etiquetas). Hasta que esto suceda, la dieta South Beach le ofrece otras formas de reducir su consumo de transgrasas y grasas saturadas.

Hágalo a lo natural: consuma menos margarina, alimentos envasados y comida rápida, los cuales suelen contener grandes cantidades de grasas saturadas y transgrasas. **Modifique sus métodos de cocción:** hornee sus alimentos o prepárelos asados al horno o a la parrilla (a la barbacoa, *grill*, *barbecue*) en lugar de freírlos. **Deseche la piel:** quítele el pellejo al pollo o al pavo (chompipe) antes de comérselo. **Tire la mantequilla:** cocine con aceite de *canola* o de oliva en lugar de mantequilla, margarina o manteca. **Adelgace sus lácteos:** cambie la leche entera por leche descremada (*fat-free milk* o *nonfat milk*) o semidescremada al 1 por ciento (*low-fat*).

Los carbohidratos "buenos" y "malos"

Se les ha echado la culpa de la epidemia de obesidad y diabetes que se está viviendo en el país a los carbohidratos, los cuales son alimentos que contienen azúcares simples (cadenas cortas de moléculas de azúcar) o almidones (cadenas largas de moléculas de azúcar). Tal afirmación es cierta sólo en parte, porque existen carbohidratos buenos y malos. Los carbohidratos buenos contienen las vitaminas y los minerales importantes, así como nutrientes esenciales para nuestra salud y que ayudan a prevenir las enfermedades cardíacas y el cáncer. Los carbohidratos malos, que los habitantes de los Estados Unidos hemos consumido en cantidades nunca antes vistas (principalmente debido al esfuerzo por evitar las grasas), son los que han engordado al país. Los carbohidratos malos son los refinados, aquellos que se empezaron a digerir en las fábricas en lugar de nuestros estómagos. Los carbohidratos buenos son los que fuimos diseñados para consumir. De hecho, ¡los no refinados son los que nos han mantenido con buena salud desde que el ser humano empezó a comer! Los carbohidratos no refinados son los que se encuentran en los alimentos *naturales*, como los cereales integrales, las legumbres, el arroz integral y las verduras feculentas. También se les conoce como "carbohidratos complejos" a causa de su estructura molecular. Además de estar llenos de fibra, vitaminas y minerales, los carbohidratos buenos tardan más en digerirse, lo cual es bueno, como pronto verá.

Los carbohidratos refinados, por su parte, se encuentran en los alimentos envasados y procesados que se compran en la tienda, como los productos panificados, las galletas saladas, la pasta y el pan blanco.

Los carbohidratos refinados se hacen con harina blanca y contienen muy poca o nada de fibra. De hecho, la publicidad de muchos de los productos preparados con harina blanca indica que se encuentran enriquecidos con vitaminas y minerales, porque el proceso de convertir los cereales en harina blanca eliminó la fibra y los nutrientes. Una de las reglas de la dieta South Beach es evitar los alimentos que afirmen

(continúa en la página 11)

La lista negra de las transgrasas

Es probable que en las noticias haya escuchado hablar mucho acerca de las transgrasas recientemente. Estas grasas son particularmente nocivas para la salud y pueden hacer estragos con ella. Hasta ahora los fabricantes de alimentos no han tenido la obligación de mencionar este tipo de grasa en sus etiquetas, pero nuevos reglamentos gubernamentales les exigen que para el año 2006 precisen la cantidad de transgrasas que contienen sus productos. Hasta que llegue ese momento, usted podrá identificar las transgrasas de la siguiente manera.

Busque las palabras "*hydrogenated oil*" (aceite hidrogenado) o "*partially hydrogenated*" (parcialmente hidrogenado) en las listas de ingredientes. Si aparece como primer, segundo o tercer ingrediente, el alimento contiene muchas transgrasas. Algunos de los nombres de transgrasas comunes que puede buscar en las etiquetas de la comida son los siguientes: aceite de soya parcialmente hidrogenado (*partially hydrogenated soybean oil*), aceite de maíz parcialmente hidrogenado (*partially hydrogenated corn oil*), aceite de soya y/o semilla de algodón parcialmente hidrogenado (*partially hydrogenated soybean and/or cottonseed oil*), aceite de palma parcialmente hidrogenado (*partially hydrogenated palm kernel oil*), aceite de coco parcialmente hidrogenado (*partially hydrogenated coconut oil*) y manteca de aceite vegetal parcialmente hidrogenada (*partially hydrogenated vegetable oil shortening*).

También puede consultar la siguiente "lista negra" de alimentos que contienen transgrasas. Para seguir bajando de peso y mantener una buena salud, lo mejor es evitar estos alimentos todo lo que sea posible. Existen muchas alternativas más saludables de excelente sabor que podrá disfrutar; ¡écheles un ojo a las listas de alimentos en este libro!

COMIDA RÁPIDA

Biscuits que acompañan las cenas

Comidas varias de una caja que contiene aderezos para *biscuits* de suero de leche, aderezos para pan de maíz, bolas de masa o bolsitas con sazonadores

Desayunos con aderezos para *biscuits* hechos de harina preparada

La mayoría de las comidas rápidas fritas en freidora

Manzanas fritas o pays, (*pies*) de fruta

Papas a la francesa

Pollo frito

Sándwiches (emparedados) de pescado frito

(continúa)

COMIDAS CONGELADAS

Barras de pescado empanado (empanizado)

Comidas fuertes (algunas variedades)

Panqueques (*hot cakes*) y torrejas

Papas a la francesa

Pays (*pies*) de fruta y conchas para pay

Pastelillos para calentar o pastelillos glaseados

Pizza y pan para pizza

Pot pies

Waffles y *waffle sticks*

DESAYUNOS

La mayoría de los productos de pastelería comercial, como por ejemplo:

Danish

Donuts

Muffins

Panecillos de canela

Panecillos dulces

Pastelillos o artículos de panadería con glaseado o betún

Toaster tarts o *strudel*, sencillos o glaseados

DIPS Y MERIENDAS

Barras alimenticias para bajar de peso (algunas variedades)

Dips de frijoles (habichuelas) (algunas variedades)

Dips de queso para nachos

Galletas saladas con *dips* de queso (algunas variedades)

Galletas saladas, incluyendo las tipo sándwich (emparedado) rellenas de queso o de crema, las tipo *saltine* para merienda y algunas variedades de galletas saladas de trigo

Galletitas, la mayoría de las variedades, como las de chispitas de chocolate o de barquillo de vainilla

Hojuelas de maíz

Meriendas recubiertas de chocolate o yogur (la mayoría de las variedades)

Palitos *pretzel* con *dips* de queso

Palomitas (rositas) de maíz (cotufo) para el microondas

Papitas fritas y palitos de papa

DIPS Y MERIENDAS (*CONTINUACIÓN*)

Pasta de hojaldre rellena de queso

Pretzels rellenos de queso de imitación

Pudines (budines) comerciales individuales

Snack kits de galletitas

Totopos (tostaditas, nachos) (algunas variedades)

ENSALADAS Y ALIÑOS (ADEREZOS)

Aliños comerciales para ensalada (algunas variedades)

GOLOSINAS

La mayoría de las golosinas comerciales, como:

Caramelos

Caramelos duros con textura cremosa (algunos tipos)

Chocolate

Fruit chews

Golosinas de temporada

Golosinas tipo *taffy*

GRASAS Y ACEITES

Manteca vegetal normal y con sabor a mantequilla

Margarina dura de barra y normal de bote

Pastas *light* para untar en el pan (algunas variedades)

LECHE Y PRODUCTOS LÁCTEOS

Cafés internacionales y *latte* instantáneo (algunas variedades)

Sustitutos de crema batida

Sustitutos de crema no lácteos refrigerados (algunas variedades)

Sustitutos de crema no lácteos sin grasa refrigerados

(continúa)

PANES Y PRODUCTOS PANIFICADOS

Biscuits de harina preparada

Biscuits o panecillos de masa refrigerada

Envolturas duras para taco

Panes blancos y de harina de trigo (algunos tipos)

Preparados comerciales para empanar (empanizar) pescado, carne o aves

Rellenos preparados

POSTRES

La mayoría de los productos preparados comercialmente como:

Conchas de pastel (pay, *pie*) (tradicional, de galletas *Graham* o de galletas desmoronadas) y algunos rellenos de pay, como el de chocolate

Glaseados preparados

Grageas, *decorettes* o chispitas para decorar pasteles (bizcochos, tortas, *cakes*)

Masa refrigerada para galletitas (*cookies*)

Masas refrigeradas para galletitas glaseadas

Panqué y panqué sin grasa

Pasteles de helado

Pasteles o magdalenas (mantecadas, panquecitos, *cupcakes*) con glaseado o betún

Pasteles y harinas preparadas para pastel

SOPAS Y CALDOS

Consomé en cubos (algunas variedades)

Mezclas para preparar sopa y *dip* de cebolla

Sopas instantáneas de fideos tipo *ramen* y otras (algunas variedades)

haber sido "*enriched*" (enriquecidos). Las pruebas disponibles actualmente indican que el enriquecimiento con vitaminas no reproduce los beneficios de las vitaminas naturales que se les extrajeron a los alimentos.

A pesar del hecho de que los carbohidratos buenos forman una parte fundamental de una dieta sana, la dieta estadounidense típica rebosa de carbohidratos malos. Y cuando tenemos sobrepeso a causa de una dieta llena de carbohidratos malos, se reduce la capacidad del organismo para procesar *todos* los carbohidratos. Para comprender el motivo hay que entender el papel que desempeña la insulina.

La insulina, la grasa y el "azúcar rápida"

Todos los alimentos, incluso los naturales como las frutas y los frijoles (habichuelas), contienen alguna forma de azúcar natural, pero el organismo lo digiere y lo absorbe a velocidades distintas.

Cuando los azúcares de los alimentos se introducen al torrente sanguíneo, el páncreas produce insulina. A la insulina le corresponde el trabajo de transportar el azúcar de la sangre a las células, donde se utiliza o bien se almacena para después. La insulina es la llave que "abre" las células para dejar pasar los azúcares.

La cantidad de insulina requerida para esta tarea depende de los alimentos que consumimos. Los alimentos que se descomponen y son absorbidos rápidamente por el torrente sanguíneo requieren mucha insulina. Los que se metabolizan y se introducen en la sangre de manera más lenta requieren una liberación gradual de insulina.

En resumen, entre más rápido el azúcar inunda el torrente sanguíneo, más rápido aumenta el nivel de insulina. Esto es malo, tanto para el peso como para la salud en general.

La razón es la siguiente: cuando la glucosa es absorbida lentamente, el nivel de azúcar en la sangre se eleva de manera gradual, y de la misma forma baja una vez que la insulina comienza a trabajar. Una reducción lenta en el nivel de glucosa significa que se experimentarán menos antojos más tarde.

No obstante, cuando el nivel de glucosa aumenta rápidamente, el páncreas también produce una gran cantidad de insulina. ¿Y cuál es el resultado? El nivel de glucosa baja tanto que provoca antojos de más comida. Con frecuencia satisfacemos los antojos comiendo de más (por lo común carbohidratos malos, como papitas fritas y barras de confitura), lo cual nos hace subir de peso. Lo peor es que el exceso de peso causado por comer de más puede producir resistencia a la insulina, la etapa previa a la diabetes del tipo II. Al existir resistencia a la insulina, las células hacen caso omiso cuando la insulina les indica que reciban la glucosa de la sangre. El páncreas se ve obligado a producir cantidades tan grandes de insulina que en algún momento se desgasta, exhausto.

Las personas que desarrollan panzas sobresalientes a la vez que sus brazos y piernas permanecen relativamente delgados probablemente padezcan el síndrome de la resistencia a la insulina, también conocida como "prediabetes". Así ocurre comúnmente en las personas con antecedentes familiares de diabetes. Otro indicio de este síndrome es la aparición de fatiga, debilidad, dolores de cabeza, irritabilidad, temblores y fuertes antojos de comida al finalizar la mañana o avanzada la tarde. Todo ello es indicio de una caída exagerada en el nivel de glucosa. El consumo de carbohidratos refinados ha provocado este síndrome en aproximadamente el 25 por ciento de los estadounidenses, así como en la gran mayoría de las personas que padecen sobrepeso.

Además de que se baja de peso con la dieta South Beach, también se corrige la forma en que el organismo reacciona a los alimentos que causaron el sobrepeso. Aumenta la sensibilidad del organismo a la insulina, lo cual reduce las fluctuaciones en los niveles de glucosa que nos provocan hambre al muy poco tiempo de haber terminado de comer.

Esta transformación metabólica se da en tres fases. El propósito de la Primera Fase es erradicar los antojos de comida. Esto se logra al eliminar todas las féculas, incluyendo el pan, las papas y el arroz. También se eliminan todos los azúcares, incluyendo las frutas y las bebidas alcohólicas. Estratégicamente se disfrutan meriendas (refrigerios, tentempiés) saludables, como frutos secos o queso bajo en grasa, para prevenir un descenso exagerado en el nivel de glucosa avanzada la mañana y la tarde o bien en la noche. Se requieren muchas menos calorías para prevenir los antojos de comida por la tarde que para satisfacerlos una vez que hayan atacado. Durante la Primera Fase se recomienda consumir verduras ricas en nutrientes y ensaladas saludables, y se puede contar con bajar entre 7 y 13 libras (de 3 a 6 kilos).

En la Segunda Fase, poco a poco se agregan carbohidratos buenos, como frutas y cereales integrales. La siguiente regla permite aumentar los carbohidratos sin correr riesgos: se tiene que hacer de manera gradual y atenta. La meta es volver a

(continúa en la página 16)

Más allá de bajar de peso: la dieta South Beach también beneficia su salud

¿Le ha dicho su médico que debe bajar de peso para prevenir enfermedades cardíacas o diabetes? En este caso, es posible que la dieta South Beach sea la indicada para usted.

¿Por qué? Porque la dieta que les está ayudando a millones de personas en todo el país a deshacerse de sus libras de más *no se diseñó originalmente con este fin*. Creé la dieta para ayudar a mis pacientes a reducir sus niveles de colesterol y triglicéridos, así como el riesgo de desarrollar prediabetes (la afección que antecede a una diabetes del tipo II plenamente desarrollada y que también implica mayores riesgos de sufrir ataques cardíacos y derrames cerebrales).

Y se ha demostrado que sirve.

Les daré un ejemplo. Uno de mis pacientes, de alrededor de 55 años, tenía presión arterial alta (hipertensión), niveles altos de colesterol y de triglicéridos y estrechamiento de las arterias coronarias. Su médico anterior le había recetado los medicamentos usuales. No obstante, una vez que empezó con la dieta su perfil cardíaco no tardó en mejorar. Su nivel de triglicéridos, de más de 400, bajó a menos de 100 —un nivel normal— al cabo de un solo mes. También bajó 30 libras (14 kg), que no ha vuelto a subir, y ya no toma tantos medicamentos cardíacos.

Los resultados de la dieta también se han evaluado científicamente. Mis colegas y yo llevamos a cabo un estudio en el que comparamos la dieta South Beach con la estricta dieta del "segundo paso" de la Asociación Estadounidense del Corazón. Cuarenta voluntarios con sobrepeso fueron asignados al azar a cualquiera de las dos dietas, es decir, la mitad inició el programa de la Asociación del Corazón y la otra mitad, la dieta South Beach. Ninguna de las personas estaba enterada del origen del régimen que estaba siguiendo.

Al cabo de 12 semanas, cinco de los pacientes que seguían la dieta de la Asociación del Corazón la habían abandonado, mientras que sólo una persona abandonó la dieta South Beach. Los pacientes que estaban con la dieta South Beach también experimentaron una mayor disminución en la proporción entre sus medidas de la cintura y la cadera, lo cual significa que el riesgo para la salud de su corazón realmente estaba bajando. El nivel de triglicéridos se redujo enormemente en el caso de las personas que seguían la dieta South Beach, además de que la proporción entre su colesterol bueno y malo mejoró más que en el caso del grupo que estaba con la dieta de la Asociación del Corazón. Por último, en promedio las personas bajaron 13,6 libras (6 kg) con la dieta South Beach, casi el doble de las 7,5 libras (3,4 kg) que perdió el grupo que estaba con la dieta de la Asociación del Corazón.

ingerir más carbohidratos a la vez que se siga bajando de peso. Si se agrega una manzana y una rebanada de pan al día y se sigue perdiendo peso, perfecto. Si se come una manzana, dos rebanadas de pan y un plátano amarillo (guineo, banana) al día y resulta que se ha dejado de bajar de peso, con eso usted sabe que se le fue la mano. Habrá que consumir menos carbohidratos o bien otros diferentes, manteniéndose al tanto de los resultados. Es posible disfrutar una copa de vino tinto o blanco con la comida; de hecho, beber vino junto con la comida ayuda a retardar la digestión. Durante la Segunda Fase se bajan entre 1 y 2 libras (450 y 900 g) por semana. Usted mismo determinará qué carbohidratos puede disfrutar sin volver a sentir antojos incontrolables de comida.

Una vez que se alcanza el peso fijado como meta, se pasa a la Tercera Fase, la del mantenimiento. No existen restricciones absolutas en este caso, pero para entonces ya se habrá aprendido a administrar los grupos alimenticios importantes. Se habrá aprendido a elegir arroz integral en lugar de blanco, batata dulce (camote) en lugar de papas y pan árabe (pan de *pita*) en lugar de pan blanco. Es en este momento en el que la dieta South Beach se convierte en un estilo de vida a largo plazo. (Para saber qué alimentos evitar y cuáles disfrutar al seguir la dieta, vea las listas en las páginas siguientes).

En la sección que sigue se le presentará un sistema que le ayudará a limitar su consumo de los alimentos que provocan los poco saludables altibajos en la glucosa y la insulina por los que se sube de peso, y a preferir aquellos que mantienen un nivel constante de glucosa, lo cual facilita bajar de peso y no volverlo a subir.

Hablemos del índice glucémico

El índice glucémico es un sistema que ordena los alimentos de acuerdo con la rapidez con la que provocan un aumento en la cantidad de azúcar en la sangre. El índice glucémico de cualquier alimento siempre se compara con uno estándar de referencia, que suele ser una rebanada de pan blanco o bien una pequeña cantidad de glucosa; ambas tienen un valor numérico de 100. Entre más alto el índice glucémico, mayores son las fluctuaciones que se producen en el nivel de glucosa. Por lo tanto, en términos generales, entre más bajo el índice glucémico de un alimento, mejor resulta como opción de comida. En el caso de las comidas compuestas por diversos alimentos, el índice glucémico en total equivale aproximadamente al promedio de los índices glucémicos de cada uno de los alimentos.

En términos generales, es posible clasificar el índice glucémico en tres partes: "bajo" (hasta 55), "medio" (56 a 69) y "alto" (70 o más).

Los alimentos con un índice glucémico bajo se convierten en glucosa de manera más lenta, por lo que sus azúcares se introducen más despacio al torrente sanguíneo. Los alimentos con un índice glucémico mediano o alto, que se convierten en glucosa de manera más rápida, liberan sus azúcares más pronto en el torrente sanguíneo. Así se provoca un aumento más acelerado en el nivel de insulina.

Los carbohidratos sin refinar con frecuencia se ubican en un punto más bajo de la escala del índice glucémico porque son ricos en fibra, la cual tarda más en digerirse y de tal forma produce un aumento lento y gradual en el nivel de glucosa.

(continúa en la página 24)

Primera Fase

La lista que sigue contiene los alimentos que podrá disfrutar durante la Primera Fase de la dieta South Beach, así como otros que deberá evitar. Estas listas le ayudarán a mantenerse en buen camino y a evitar los carbohidratos que a veces aparecen en los alimentos menos esperados.

Alimentos que puede disfrutar

CARNE DE RES

Cortes magros (bajos en grasa) como:

Bistec *sirloin* (también molido)

Tenderloin

Top round

PRODUCTOS LÁCTEOS

Leche de soya baja en grasa sin saborizantes (4 g de grasa o menos por ración)

Leche semidescremada al 1% o descremada

Suero de leche semidescremado al 1% o descremado

Yogur natural sin grasa

CARNE DE AVE (SIN PELLEJO)

Gallina de Cornualles

Pechuga de pavo (chompipe) o de pollo

Tocino de pavo (2 rebanadas al día)

PESCADOS Y MARISCOS

Todo tipo de pescado y mariscos

CARNE DE CERDO

Tocino canadiense

Jamón cocido

Tenderloin

TERNERA

Chuleta

Filete (*leg cutlet*)

Top round

CARNES FRÍAS (TIPO FIAMBRE)

Sin grasa o bajo en grasa solamente

QUESO (DE GRASA REDUCIDA)

Feta

Hebras de queso

Queso amarillo

Queso *Cheddar*

Queso *mozzarella*

Queso parmesano

Queso *ricotta*

Queso tipo *provolone*

Requesón semidescremado al 1 ó 2 por ciento o descremado

Sustituto de queso crema, sin contenido lácteo

FRUTOS SECOS

Almendra, 15

Cacahuate, 20 pequeños

Crema de cacahuate, 2 cucharadas

Nuez de la India, 15

Nuez de macadamia, 8

Pistache, 30

HUEVO

No se limita el consumo de huevo entero a menos que su médico le haya indicado lo contrario. Utilice claras y sustituto de huevo a gusto.

TOFU

Opte por las variedades suave, bajo en grasa o *lite*.

VERDURAS Y LEGUMBRES

Alcachofa

Apio

Berenjena

Berza

Brócoli

Brotes de alfalfa

Castaña de agua

Coliflor

Comelotodo (arveja china, *snow pea*)

Espárragos

Espinaca

Frijoles (habichuelas), habas (alubias) y habichuelas verdes (ejotes, *green beans*)

Hongos (todas las variedades)

Lechuga (todas las variedades)

Nabo

Pepino

Repollo (col, *cabbage*)

Tomate (jitomate)

Zucchini (calabacita)

(continúa)

Alimentos que puede disfrutar (*continuación*)

GRASAS

Aceite de *canola*

Aceite de oliva

ESPECIAS Y SAZONADORES

Consomé

Extractos (de almendra, vainilla u otros)

I Can't Believe It's Not Butter! en aerosol

Pimienta (negra, de Cayena, roja, blanca)

Salsa de rábano picante

Todas las especias a las que no se les haya agregado azúcar

GOLOSINAS (LIMÍTELAS A 75 CALORÍAS AL DÍA)

Caramelos duros sin azúcar

Chicle (goma de mascar) sin azúcar

Chocolate en polvo sin azúcar

Cocoa en polvo para hornear

Gelatina sin azúcar

Paletas congeladas sin azúcar

Paletas de *fudge* sin azúcar

Sustitutos de azúcar

Alimentos que debe evitar

CARNE DE RES

Bistec de costilla

Brisket

Hígado

Otros cortes grasos

CARNE DE AVE

Ganso

Pato

Pollo (alitas y piernas)

Productos procesados de carne de ave

CARNE DE CERDO

Jamón horneado con miel

TERNERA

Pechuga

QUESOS

Brie

Edam

Quesos que no sean de grasa reducida

VERDURAS

Batata dulce (camote)

Maíz (elote, choclo)

Papa blanca

Remolacha (betabel)

Yam

FRUTA

Evite todas las frutas y los jugos de frutas durante la Primera Fase, incluyendo las siguientes:

> Albaricoque (chabacano, damasco)
>
> Bayas
>
> Cantaloup (melón chino)
>
> Manzana
>
> Melocotón (durazno)
>
> Pera
>
> Toronja (pomelo)

FÉCULAS Y CARBOHIDRATOS

Evite todas las féculas durante la Primera Fase, incluyendo las siguientes:

Arroz de todo tipo

Avena

Cereal

Pan de todo tipo

Pan *matzo*

Pasta de todo tipo

Pastelillos y productos horneados de todo tipo

PRODUCTOS LÁCTEOS

Evite los siguientes productos lácteos durante la Primera Fase:

Helado

Leche entera o semidescremada al 2%

Leche entera de soya

Yogur, del refrigerador o congelado

MISCELÁNEOS

Alcohol de todo tipo, incluyendo la cerveza y el vino

Segunda Fase

Al igual que en el caso de la Primera Fase, para la segunda también hay recomendaciones acerca de qué alimentos comer. La primera lista le indica qué alimentos puede reintroducir a su dieta. La segunda lista contiene los alimentos que sólo debe comer muy de vez en cuando. Si exagera en su consumo, puede afectar su nivel de glucosa, además de impedir sus esfuerzos para bajar de peso.

Alimentos que puede reintroducir a su dieta

FÉCULAS (LIMITE SU CONSUMO)

Arroz
   integral
   silvestre
Bagels pequeños que sean integrales
Batata dulce (camote) pequeña
Cereal
   Avena (no instantánea)
   Fiber One
   Kellogg's Extra-Fiber All Bran
   Otros cereales altos en fibra
   Uncle Sam
Chícharo (guisante)
Pan
   de avena y salvado
   de centeno
   de trigo integral
   multigrano

Muffins de salvado sin azúcar (ni pasas)
Palomitas (rositas) de maíz (cotufo)
Pan árabe (pan de *pita*) de trigo integral o el molido por piedra
Pasta de trigo integral

FRUTA

Albaricoque (chabacano, damasco), seco o fresco
Arándanos
Cantaloup (melón chino)
Cerezas
Ciruela
Fresas
Kiwi

Mango

Manzana

Melocotón (durazno)

Naranja (china)

Pera

Plátano amarillo (guineo, banana) (mediano)

Toronja (pomelo)

Uvas

PRODUCTOS LÁCTEOS

Yogur de sabor sin grasa con edulcorante artificial, una ración de 4 onzas al día

MISCELÁNEOS

Chocolate (con moderación)
  agridulce (*bittersweet*)
  semidulce (*semisweet*)

Pudín (budín) sin grasa y sin azúcar

Vino tinto o blanco

VERDURAS Y LEGUMBRES

Cebada

Frijoles (habichuelas) de caritas

Frijoles pintos

Zanahorias

Alimentos que debe evitar o comer muy de vez en cuando

FÉCULAS Y PANES

Arroz blanco

Bagel de harina de trigo refinada

Cornflakes

Galletitas

Pan
  blanco
  de harina de trigo refinada

Panecillos

Pan *matzo*

Pasta de harina de trigo refinada

Tortitas de arroz

FRUTA

Fruta de lata en jugo

Jugo de fruta

Pasas

Piña (ananá)

Sandía

MISCELÁNEOS

Helado

Mermelada

Miel

VERDURAS

Maíz (elote, choclo)

Papa blanca

Remolacha (betabel)

¿Y los carbohidratos refinados malos? Sus azúcares procesados se introducen rápidamente al torrente sanguíneo, por lo que los niveles de glucosa y de insulina suban y bajen de manera brusca, lo cual en definitiva no es bueno.

Al seguir la dieta South Beach tenderá a comer alimentos que se ubican en un punto más bajo del índice glucémico, preparados o servidos de formas que le permitan a su organismo digerirlos y absorberlos de manera más lenta. Después de la Primera Fase, la más estricta de la dieta, volverá a introducir carbohidratos buenos con un índice glucémico más alto.

Si bien el índice glucémico representa un hito asombroso para nuestra comprensión de cómo los carbohidratos afectan el metabolismo, hay varias cosas importantes que se deben saber para utilizar el sistema con éxito. En primer lugar, el índice glucémico no toma en cuenta el tamaño de las porciones. La solución: el concepto de la carga glucémica, la cual se basa en el índice glucémico (la calidad del carbohidrato) y en la cantidad (del carbohidrato) por ración. También representa la carga o el estrés que se le exige al páncreas debido a la cantidad de carbohidratos consumidos a través de un alimento o de una comida en particular.

Para esta guía, nuestra evaluación de cada opción alimenticia se basa en el índice glucémico y la carga glucémica, además de otros factores. No hemos incluido una columna especial con el índice glucémico de cada uno de los alimentos, ya que esta información no está disponible para los 1.200 alimentos que se mencionan en estas páginas.

PREGUNTAS FRECUENTES

PRIMERA FASE

No me gusta el huevo. ¿Qué más puedo desayunar?

La dieta South Beach recomienda el huevo porque se trata de una buena fuente de proteína, pero hay muchas opciones saludables. Ya que no le gusta el huevo, puede disfrutar *tofu*, *Canadian bacon*, queso sin grasa o bajo en grasa, yogur natural, crema de cacahuate (maní) o las sobras de pollo, pescado o carne de res que quedaron de la cena del día anterior; en todos los casos se trata de alimentos altos en proteínas.

Encontrará más opciones aceptables en el recuadro "Primera Fase", el cual se encuentra en la página 18. Experimente con nuevos ingredientes y recetas hasta que encuentre comidas que le funcionen.

¿Cuántas raciones de frutos secos puedo comer?

Los frutos secos contienen grasa insaturada saludable para el corazón y son una excelente merienda (refrigerio, tentempié) de acuerdo con los lineamientos de la dieta South Beach. No obstante, si bien la dieta South Beach no le exige contar calorías, incluso los alimentos saludables pueden echar a perder una dieta si se exagera en su consumo.

Por este motivo hemos limitado los frutos secos a una ración diaria. El tamaño de la misma varía de acuerdo con el tipo de fruto seco de que se trate (vea las indicaciones abajo). Para evitar exageraciones, sírvase la merienda de acuerdo con las cantidades señaladas y guarde el resto.

Almendra	15 (de preferencia tostada)
Cacahuate (maní)	20 pequeños (tostados o hervidos)
Coquito del Brasil (castaña de Pará)	4
Crema de cacahuate (maní)	2 cucharadas (de preferencia natural)
Nuez	15 (de preferencia tostada)
Nuez de la India (anacardo, semillade cajuil, castaña de cajú)	15 (de preferencia tostada)
Nuez de macadamia	8 (de preferencia tostada)
Pacana	15 (de preferencia tostada)
Piñón	1 onza
Pistache	30 (de preferencia tostado)

En lugar de frutos secos, puede comer:

Semilla de girasol o de calabaza (pepita)	hasta 1 onza
Semilla de lino (linaza)	3 cucharadas

¿Qué puedo tomar aparte de agua y jugo de verduras?

Durante la Primera Fase se permite cualquier refresco (soda) o bebida de dieta descafeinado y sin azúcar. Asegúrese de revisar las bebidas instantáneas en polvo de su tienda de comestibles: cada vez se ofrecen más sabores como toronja (pomelo) roja, naranja (china), té helado y limonada rosada.

Además, puede disfrutar leche semidescremada al 1 por ciento o descremada (*fat-free milk* o *nonfat milk*) y leche de soya baja en grasa sin sabor (con un máximo de 4 gramos de grasa por ración).

También puede tomar café o refrescos de dieta con cafeína, pero procure limitar su consumo a 1 ó 2 tazas al día. La cafeína estimula al páncreas para producir insulina, una hormona que regula el nivel de glucosa. Si se libera demasiada insulina de una sola vez, pueden producirse antojos de comida. Sin embargo, 1 ó 2 tazas de café o de refresco con cafeína al día no afectarán mucho sus niveles de insulina, ¡así que no hay necesidad de privarse de este gusto por completo!

He visto la indicación "*sugar alcohols*" (alcoholes de azúcar) en algunas etiquetas. ¿De qué se trata? ¿Caben dentro de la dieta South Beach?

Los alcoholes de azúcar, que se derivan de productos vegetales, se utilizan en muchos productos sin azúcar y bajos en carbohidratos para agregarles textura y un sabor dulce. Algunos alcoholes de azúcar comunes son el maltitol, el manitol, el sorbitol y el xilitol. Los encontrará en mentas, chicle (goma de mascar), dulces, almíbar (sirope, miel) y otros productos semejantes; muchas veces las etiquetas indican "*sugar-free*" ("sin azúcar") o "*no sugar added*" ("no se ha agregado azúcar"). Los productos sin azúcar que contienen alcoholes de azúcar sí tienen calorías (al igual que el azúcar, los alcoholes de azúcar dan 4 calorías por gramo). La diferencia está en que los alcoholes de azúcar provocan una respuesta glucémica baja. El organismo los digiere de manera más lenta, por lo que no causan fluctuaciones rápidas en los niveles de glucosa.

La dieta South Beach ha incorporado algunos productos que contienen alcoholes de azúcar bajo la categoría "Golosinas", donde encontrará artículos como paletas de *fudge* y paletas congeladas sin azúcar. Ya sabe que la dieta South Beach no le exige contar calorías, pero restringimos las "Golosinas" a 75 calorías al día. ¿Cuál es la razón? Una cantidad excesiva de alcoholes de azúcar puede provocar trastornos relacionados con el índice glucémico, como inflamación del vientre, gases y diarrea. El límite de 75 calorías ayudará a asegurar que no exagere en el consumo.

Estoy en la Primera Fase y tengo unos dolores de cabeza terribles. ¿Qué debo hacer?

Algunas personas sufren dolores de cabeza en la Primera Fase. Para remediarlo, asegúrese de consumir tres comidas regulares y *todas* las meriendas (refrigerios, tentempiés). Las meriendas son obligatorias durante la Primera Fase, ya que ayudan a mantener constante el nivel de glucosa; saltárselas puede causar dolores de cabeza. Opte por queso bajo en grasa, frutos secos u otras buenas fuentes de proteínas para sus meriendas.

También debe fijarse si sus porciones no son muy pequeñas. Las personas que apenas empiezan con la dieta suelen cometer este error. No se preocupe por contar las calorías. En cambio, coma lentamente, disfrute su comida y déle tiempo a su estómago para señalarle a su cerebro que está satisfecho. Además, si también redujo su consumo de cafeína, es posible que los dolores de cabeza se deban a la ausencia de esta sustancia. En tal caso, trate de agregar otra vez 1 taza de café con cafeína al día. Por último, asegúrese de tomar mucha agua. Sus dolores de cabeza deberán desaparecer en unos cuantos días. De no ser así, consulte a su médico.

SEGUNDA FASE

¿Es posible seguir la dieta South Beach mientras se amamanta?

Consulte a su médico antes de cambiar sus hábitos alimenticios mientras está amamantando. Si el médico le da su visto bueno para empezar con la dieta, sáltese la Primera Fase y empiece con la segunda. Agregue 3 tazas adicionales de productos lácteos semidescremados al 1 por ciento, descremados o sin grasa a su consumo diario.

También deberá asegurarse de consumir una cantidad suficiente de vitaminas A, D, B_6 y B_{12}, nutrientes esenciales para el desarrollo de su bebé. Los expertos en lactancia sugieren consumir 500 calorías adicionales al día mientras se está produciendo leche. Para determinar sus necesidades específicas de calorías, hable con su médico.

Por último, es importante bajar de peso de manera gradual —más o menos una libra (450 g) a la semana—, porque hacerlo rápidamente podría afectar su producción de leche.

Ya no estoy perdiendo tanto peso en la Segunda Fase. ¿Qué debo hacer?

Ya no seguirá bajando de peso —ni deberá hacerlo— tan rápido como durante la Primera Fase. Bajar de peso de manera exagerada durante la Segunda Fase puede provocar que se pierda masa muscular no adiposa, lo cual en última instancia puede hacer más lento el metabolismo. Además, cuando se pierde peso de manera gradual hay más probabilidad de que no se vuelva a subir.

Una vez dicho esto, hay varias razones por las que está bajando de peso más lentamente. En primer lugar, es posible que esté por alcanzar su peso ideal. A estas alturas, bajar de peso más rápido sería meramente cosmético. Trate de aumentar la duración o la intensidad de sus ejercicios para lograr sus metas. También es posible que haya reintroducido carbohidratos con un alto índice glucémico a su alimentación demasiado rápido. Asegúrese de agregar los carbohidratos uno por uno, poniendo mucha atención en cómo responde su organismo. Agregarlos poco a poco evitará que vuelva a sentir antojos fuertes de comida o a subir de peso nuevamente.

¿Qué tipo de alcohol puedo tomar durante la Segunda Fase?

En términos generales, durante la Segunda Fase es posible tomar una o dos raciones de alcohol al día. Recomendamos el vino, porque contiene antioxidantes de los que otras bebidas alcohólicas carecen. Si decide beber, asegúrese de hacerlo durante la comida o enseguida de que termine de comer, ya que con un estómago lleno de comida el alcohol será absorbido por su torrente sanguíneo de manera más lenta y su nivel de glucosa se mantendrá más constante. Además, desde luego querrá evitar ingredientes con azúcar como los jugos de fruta y el agua tónica normal; en cambio, opte por agua tónica de dieta.

¿Tiene alguna indicación que deba seguir al comprar pan?

Al comprar pan es importante leer entre líneas lo que dicen las etiquetas. Términos como "*natural whole-grain goodness*" (calidad natural de cereales integrales), "*whole wheat*" (trigo integral), "*multigrain*" (multigrano), "*enriched wheat flour*" (harina de trigo enriquecida) y "*unbleached flour*" (harina sin blanquear) posiblemente signifiquen que el pan en realidad sea de harina refinada, a la que corresponde una posición alta en el índice glucémico. Busque etiquetas que digan "*100 percent whole wheat*" (100 por ciento trigo integral), "*100 percent whole grain*" (100 por ciento cereales integrales) o "*100 percent whole grain rye*" (100 por ciento centeno integral). Busque panes que contengan mucha fibra, por lo menos 3 gramos por rebanada.

¿Qué debo hacer si vuelvo a sentir antojos muy fuertes de comida?

Si vuelve a sentir antojos fuertes de comida, es posible que haya reintroducido carbohidratos con un alto índice glucémico a su alimentación. También es posible que haya agregado demasiados carbohidratos muy pronto. Cada persona reacciona de manera distinta a la reintroducción de carbohidratos durante la Segunda Fase, y deberá poner mucha atención a cómo su organismo responde a los distintos alimentos que contienen carbohidratos. Escoja un solo alimento —como una pieza de fruta o una rebanada de pan integral— y agréguelo a una comida diaria durante 1 semana. Fíjese muy bien en cómo su organismo reacciona a lo largo de estos días. ¿Siente antojos muy fuertes de otros carbohidratos o de dulces? Si la respuesta a cualquiera de estas preguntas es que sí, inténtelo con otro tipo de carbohidrato y fíjese si hay algún cambio. Cuando encuentre un carbohidrato que no le produzca antojos de comida, agregue un segundo carbohidrato y vuelva a observar su reacción. Continúe con este proceso hasta que pueda comer 2 ó 3 raciones de carbohidratos buenos al día. Si le cuesta demasiado trabajo, tal vez le ayude volver a la Primera Fase hasta que nuevamente pueda controlar sus antojos de comida.

TERCERA FASE

¿Cuál es la diferencia entre la Segunda y la Tercera Fases?

Durante la Segunda Fase, se sigue bajando de peso a la vez que se aprende a reintroducir carbohidratos a la alimentación. Es un proceso lento que consiste en mantenerse muy atento para ver si vuelven los antojos fuertes de comida. La meta es alcanzar el peso fijado como objetivo a la vez que se va averiguando qué carbohidratos se pueden disfrutar y cuáles provocan antojos fuertes de comida. Una vez que haya alcanzado el peso que se fijó como meta, pasará a la Tercera Fase, que es la del mantenimiento. En esta Tercera Fase ya no es necesario seguir un plan alimenticio específico; simplemente hay que aplicar los principios de la dieta South

Beach para tomar decisiones buenas y saludables con respecto a la alimentación.

Ahora que llegué a la Tercera Fase, ¿puedo comer lo que quiera?

La Tercera Fase de la dieta South Beach está pensada para que mantenga su peso por el resto de su vida. Ahora que ha llegado al peso que se fijó como meta, es hora de integrar los principios de la dieta South Beach a sus hábitos alimenticios cotidianos. La Tercera Fase no consiste en abandonar la dieta para comer lo que se quiera todo el tiempo, sino en tomar decisiones inteligentes con respecto a la comida. Hay que concentrarse en ingerir carbohidratos y grasas buenas, pero verá que cuenta con muchísima libertad para elegir lo que quiera comer. Experimente con nuevas recetas e ingredientes y sepa que su nuevo estilo de vida mejorará en mucho su estado de salud en general.

¿Qué debo hacer si subo de peso un poco durante la Tercera Fase?

La dieta South Beach es flexible y también hay cabida para exageraciones ocasionales. Si acumula unas cuantas libras de más, trate de regresar a la Segunda Fase hasta que vuelva a bajar de peso. Si otra vez siente antojos fuertes de comida, puede volver a la Primera Fase por unos días hasta que los vuelva a controlar.

¿Qué recomienda en cuanto a los ácidos grasos omega-3?

Se ha demostrado que los ácidos grasos omega-3 —ácidos grasos poliinsaturados que el organismo no produce y que por lo tanto deben proceder de la alimentación— protegen contra los derrames cerebrales y las enfermedades cardíacas. La mayoría de las personas que viven en los Estados Unidos no consumen una cantidad suficiente de ácidos grasos omega-3. Recomiendo que trate de ingerir entre 3 y 4 gramos de ácidos grasos omega-3 al día.

Para consumir una buena cantidad de ácidos grasos omega-3, asegúrese de comer mucho pescado graso (caballa/escombro/macarela, atún y salmón, por ejemplo). Los ácidos grasos omega-3 también se encuentran en la semilla de lino (linaza), en el aceite de *canola* y en los huevos enriquecidos. Los suplementos de aceite de pescado son otra opción. Sin embargo, asegúrese de hablar con un médico antes de tomar *cualquier* suplemento.

¿Qué recomienda en cuanto a ejercicios?

Estoy convencido de que hacer ejercicio con regularidad debe formar parte de cualquier estilo de vida sano. Además de ayudar a mantener el peso y no volver a subirlo, el ejercicio ofrece muchísimos beneficios adicionales para la salud. Busque un plan de ejercicio que pueda incorporar fácilmente a su estilo de vida normal, pues así hay más probabilidad de que se convierta en algo permanente. Trate de sumar 30 minutos diarios de una mezcla de ejercicios aeróbicos (caminar a paso rápido, nadar), ejercicios con pesas ligeras (para acelerar el metabolismo y conservar la densidad ósea) y estiramientos. Consulte a su médico antes de iniciar una rutina de ejercicios.

CÓMO USAR LA GUÍA DE ALIMENTOS

Los principios de la dieta South Beach no son difíciles de comprender, pero para aprovecharla al máximo también es preciso entender en qué consisten los alimentos que se consumen y de qué forma se relacionan con los principios de la dieta. Tal es el propósito de esta guía: proporcionarle la información necesaria acerca de más de 1.200 alimentos y platos.

Desde luego no le pedimos sentarse a leer este libro de principio a fin, como si fuera una novela de gran éxito. Entonces, ¿cómo puede aprovecharlo al máximo?

Una forma inteligente de comenzar sería revisando las secciones que guarden algún interés particular para usted. Si le encanta el pan, por ejemplo, le presentamos cuatro páginas de información sobre varios tipos de pan. Si es un carnívoro de corazón, puede empezar con la sección sobre la carne, donde en nueve páginas de información verá cómo se comparan sus cortes favoritos con los demás.

También puede utilizar esta guía para planear los menús. Es fácil pasarse de una categoría a otra. Queremos que le resulte lo más sencillo posible combinar la salud y el sabor en su mesa, comida tras comida. Y le dimos un formato pequeño al libro para que usted se lo pueda llevar cuando salga a comprar comestibles o a comer a su restaurante favorito.

Los alimentos se colocan en orden alfabético por categorías. Por cada ración incluimos los siguientes datos:

Tamaño de la ración

Para seguir la dieta South Beach no se exige contar calorías, pero eso no significa que las calorías no cuenten. Cuide las cantidades, sobre todo en el caso de alimentos como los frutos secos, de los que es fácil consumir dos o tres veces la ración recomendada. Otros alimentos en los que hay que fijarse son los panes integrales y otras féculas que se reintroducen en la Segunda Fase.

Total de carbohidratos

Si bien incluimos esta información, la dieta South Beach no le exige que cuente los carbohidratos. Opino que aprender cuáles son los carbohidratos buenos es más importante que llevar la cuenta de los gramos de carbohidratos. Si pone atención y consume los carbohidratos correctos, su alimentación será saludable y usted bajará de peso.

Según lo he indicado, los mejores carbohidratos son los que no se han procesado, proporcionan fibra y contienen una alta densidad de nutrientes. Entre ellos figuran las frutas y las verduras enteras así como los panes, las pastas y el arroz integrales. Evite los carbohidratos refinados retacados de calorías, azúcar o grasa, los cuales por lo común brindan muy poco valor nutritivo, como las golosinas, los pastelillos, el pan blanco, el arroz instantáneo, los cereales con azúcar y otros alimentos semejantes.

Total de azúcar

Las investigaciones científicas han demostrado que el habitante común de los Estados Unidos consume unas 33 cucharaditas de azúcar al día. El fenómeno se debe a que los ingredientes principales de muchos alimentos y bebidas son el azúcar blanca, el sirope de maíz (*corn syrup*) o bien el sirope de maíz alto en fructosa. Todos ellos conducen al aumento de peso y deben evitarse. Los azúcares naturales, como los que se encuentran en la fruta y los productos lácteos bajos en grasa, no afectan al organismo de la misma forma. Por eso recomendamos consumir varios de estos alimentos durante la Segunda y Tercera Fases.

La miel, el melado (melaza) y el sirope de maíz también son edulcorantes naturales. Deben evitarse durante la Primera Fase, pero pueden utilizarse en pequeñas cantidades como saborizante durante la Segunda y Tercera Fases. El azúcar morena (mascabado), si bien se trata de un azúcar natural, es procesada por el organismo de la misma forma que el azúcar blanca y debe evitarse.

Total de grasa y grasa saturada

También hemos mejorado la información acerca del contenido en grasa de los alimentos. Seguramente ya sabe que las grasas malas (como las saturadas y las transgrasas) no sólo engordan sino que también pueden perjudicar la salud en general. Tapan las arterias y aumentan el riesgo de sufrir enfermedades cardíacas. Sin embargo, hay muchísimas grasas buenas, como las monoinsaturadas que se encuentran en los aceites de oliva y de *canola* y los ácidos grasos omega-3 que se encuentran en el pescado, la semilla de lino (linaza), los frutos secos, el aguacate (palta) y las verduras de hojas verdes. En esta edición de la guía incluimos por primera vez indicaciones con respecto al contenido total en grasa y en grasa saturada para cada alimento. La dieta South Beach no le exige contar los gramos de grasa como parte de su programa para bajar de peso, pero le recomendamos que en beneficio de la salud de su corazón mantenga su consumo diario de grasa saturada por debajo del 10 por ciento de su consumo diario de calorías. Esto significa que si consume 2.000 calorías al día debe limitar la grasa saturada a 20 gramos o menos.

No medimos lo que se conoce como transgrasas, las cuales se utilizan en muchos alimentos procesados, por una razón muy buena: son malas independientemente de la cantidad que se consuma. Devuelva al estante del supermercado cualquier alimento envasado en el que las palabras "*partially hydrogenated*" (parcialmente hidrogenado) aparezcan entre los primeros tres ingredientes.

Fibra

La fibra es uno de los elementos fundamentales de la dieta South Beach. La fibra dietética es la porción de las plantas comestibles que no se digiere ni se absorbe desde el intestino delgado. La mayor parte de la fibra proviene de las partes estructurales de las plantas: la cáscara, los tallos y las hojas.

Entre los alimentos derivados de las plantas que el ser humano suele consumir figura una amplia variedad de frutas, verduras, cereales, legumbres (frijoles/habichuelas secos, chícharos/guisantes/arvejas y lentejas), frutos secos y semillas. Eliminar la fibra dietética es una de las peores cosas que se le pueden hacer a un alimento que pertenece al grupo de los carbohidratos, pero se trata de la principal forma en que la elaboración moderna de los alimentos convierte un buen carbohidrato (sin refinar) en uno malo (refinado). Le recomendamos obtener por lo menos 3 gramos de fibra por cada ración de alimentos como el pan, el arroz o la pasta. Para aprovechar al máximo la fibra de las frutas y verduras naturales, déjeles la piel o cáscara cuando sea posible. (Decimos "naturales" para distinguirlas de las de lata).

Qué fase y con qué frecuencia

La dieta South Beach consiste en tres fases que van desde la Primera y más estricta hasta la Tercera, que permite las mayores libertades. Por lo tanto, algunos de los alimentos prohibidos durante las primeras 2 semanas se permiten más adelante. Otros platos están prohibidos incluso durante la Segunda Fase, pero se permiten en la tercera, que corresponde a mantener el peso. Por medio de cuatro términos básicos le indicaremos durante qué fase puede consumir cada alimento contenido en esta guía: Bueno (B); Restringido (R); Muy restringido (M) y Evítelo (E). Los alimentos que llevan la indicación *Bueno* pueden comerse con regularidad; la indicación *Restringido* significa que no deben comerse más que una o dos veces a la semana; *Muy restringido* significa que sólo deben comerse cada 2 ó 3 meses; y *Evítelo* no requiere de muchas explicaciones. También utilizamos el término *Permitido (P)* para cosas como el agua mineral con gas o algunos sustitutos de azúcar. Sin embargo, para dejar las cosas muy claras hay que tomar en cuenta que no todos los alimentos que llevan la indicación *Bueno* son iguales. Algunos de ellos, como las verduras no feculentas, pueden consumirse en cantidades mayores que alimentos como panes integrales y productos lácteos bajos en grasa. Utilice su sentido común basándose en los lineamientos generales de la dieta South Beach.

Por otra parte, es posible que los alimentos que usted adquiere en su supermercado sean distintos de los que hemos analizado para esta guía, aunque se trate del mismo *tipo* de alimento. ¡Así que acuérdese de revisar las etiquetas! Cuídese de alimentos enlatados espesados con maicena u otras féculas, de mezclas en polvo que contengan transgrasas y de edulcorantes como el sirope de maíz alto en fructosa.

Estas recomendaciones son lineamientos generales, no datos absolutos e inamovibles, porque muchísimo depende de usted como individuo. La frecuencia con la que puede comer algo se determina de acuerdo con la fase de la dieta en la que se encuentra, cuánto peso quiere bajar y el metabolismo de su organismo, entre otros factores. La mejor forma de utilizar esta guía es consultar primero las listas de alimentos permitidos durante la fase de la dieta en que se encuentre, así como cualquier recomendación particular. Ciertas categorías de alimentos, como las frutas naturales (no las de lata), llevan la indicación *Bueno* porque en efecto se trata de alimentos buenos y saludables, pero si usted se encuentra en la Primera Fase de la dieta debe evitarlas por completo a pesar de ello. Al reintroducir los carbohidratos buenos en la Segunda y Tercera Fases, hágalo de manera prudente, poniendo atención a cómo responde su organismo. La dieta South Beach no es sólo una forma de comer sino una manera de pensar en la comida. Una vez que domine los principios siempre seleccionará los alimentos correctos.

Conforme aprendamos más es probable que modifiquemos ediciones futuras de este libro. A fin de mantenerse al corriente de todos los cambios y las recomendaciones para la dieta, visite el sitio *web* www.southbeachdiet.com con regularidad.

Nota: En las siguientes tablas usamos varias abrieviaturas: cda. para cucharada, cdas. para cucharadas, cdta. para cucharadita, cdtas. para cucharaditas, reb. para rebanadas, cdro. para cuadro, pqte. para paquete, med. para mediano, tzo. para trozo, tzos. para trozos, peq. para pequeño, peqs. para pequeños y sgdos. para segundos. Si al repasar las tablas encuentra nombres de alimentos que no conoce, vea el glosario en la página 166.

ACEITES Y GRASAS

La mala fama que se le ha dado a la grasa en los medios de comunicación a lo largo de las últimas dos décadas ha llevado a la mayoría de los habitantes de los Estados Unidos a concluir que basta con restringir el consumo de grasas para alimentarse de manera saludable. Se trata de un gran error. Si bien es importante restringir lo más posible el consumo de grasa saturada (derivada de la carne y los lácteos) y evitar las transgrasas (los aceites hidrogenados y parcialmente hidrogenados artificiales), hay otros aceites como los mediterráneos —el aceite de oliva, por ejemplo— y los ácidos grasos omega-3 de los pescados que al parecer benefician tanto nuestros vasos sanguíneos como nuestras figuras. Les hemos asignado a los ácidos grasos omega-3 una calificación de "bueno" y a los omega-6 la indicación de "restringido", porque la proporción óptima de ácidos grasos omega-6 y omega-3 en nuestra alimentación debe ser de 5 a 1. En términos generales, la proporción es mucho más alta en una alimentación estadounidense común. Entre los ácidos grasos omega-6 figuran los aceites de maíz, alazor y soya. Los aliños (aderezos) de dieta bajos en grasa que cambian los aceites saludables por azúcar y féculas no ofrecen ningún beneficio. Por el contrario, además del aceite saludable que brinda una vinagreta, el vinagre que contiene es ácido y ayuda a retardar el proceso de la digestión. De esta forma baja el índice glucémico de toda la comida. Tenga presente también que los frutos secos son excelentes fuentes de grasas buenas; se ha demostrado que ayudan a prevenir los ataques cardíacos y los derrames cerebrales.

(*Nota*: Aquí indicamos tanto el total de grasa como el de grasa saturada de los alimentos. Limite su consumo de grasa saturada al 10% de las calorías que usted ingiere a diario).

ACEITES

Alimento	Ración	Total de carbohidratos (g)	Total de azúcar (g)	Grasa/Grasa saturada (g)	Fibra (g)	Fase Nº1	Fase Nº2	Fase Nº3
De aguacate	1 cda.	0	0	14/1½	0	B	B	B
De alazor	1 cda.	0	0	14/1	0	R	R	R
De cacahuate	1 cda.	0	0	14/2½	0	R	R	R
De *canola*	1 cda.	0	0	14/1	0	B	B	B

Alimento	Ración	Total de carbohidratos (g)	Total de azúcar (g)	Grasa/Grasa saturada (g)	Fibra (g)	Fase N°1	Fase N°2	Fase N°3
De coco	1 cda.	0	0	14/12	0	R	R	R
De girasol	1 cda.	0	0	14/1	0	R	R	R
De maíz	1 cda.	0	0	14/2	0	R	R	R
De nuez	1 cda.	0	0	14/1	0	B	B	B
De oliva	1 cda.	0	0	14/2	0	B	B	B
De oliva extra virgen	1 cda.	0	0	14/2	0	B	B	B
De palma	1 cda.	0	0	14/7	0	R	R	R
De palmiste	1 cda.	0	0	14/11	0	R	R	R
De semilla de algodón	1 cda.	0	0	14/3½	0	R	R	R
De semilla de uva	1 cda.	0	0	14/1½	0	R	R	R
De sésamo	1 cda.	0	0	14/2	0	R	R	R
De soya	1 cda.	0	0	14/2	0	R	R	R

GRASAS

Alimento	Ración	Total de carbohidratos (g)	Total de azúcar (g)	Grasa/Grasa saturada (g)	Fibra (g)	Fase N°1	Fase N°2	Fase N°3
Aliño para ensalada de la marca *Miracle Whip*								
Light	1 cda.	2	2	3/0	0	E	E	M
Normal	1 cda.	2	1	7/1	0	E	E	M
Sin grasa	1 cda.	2	2	0/0	0	E	E	M
Manteca vegetal								
Manteca vegetal convencional	1 cda.	0	0	12/4½	0	E	E	E

GRASAS (*CONTINUACIÓN*)

Alimento	Ración	Total de carbohidratos (g)	Total de azúcar (g)	Grasa/Grasa saturada (g)	Fibra (g)	Fase Nº1	Fase Nº2	Fase Nº3
Manteca y grasa de origen animal								
Grasa de tocino	1 cdta.	0	0	4½/1½	0	E	E	E
Mantequilla y margarina								
Light, 40% de grasa	1 cdta.	0	0	1½/½	0	E	E	M
	1 cda.	0	0	5/1½	0	E	E	M
	2 cdas.	0	0	1⅓	0	E	E	E
Normal	1 cdta.	0	0	4/2½	0	E	E	M
	1 cuadrito	0	0	4/2½	0	E	E	M
	1 cda.	0	0	11/7	0	E	E	M
	2 cdtas.	0	0	23/14	0	E	E	E
	1 barra (½ taza)	0	0	91/58	0	E	E	E
Mantequilla batida *light*	1 cdta.	0	0	1/½	0	E	E	M
	1 cda.	0	0	4/2	0	E	E	M
	2 cdas.	0	0	7/3½	0	E	E	E
Mantequilla batida normal	1 cdta.	0	0	2½/1½	0	E	E	M
	1 cda.	0	0	8/5	0	E	E	M
	½ taza	0	0	61/38	0	E	E	E
Mantequillas varias								
Mantequilla con ajo	1 cda.	0	0	11/7	0	E	E	M
Mantequilla de crema dulce, de barra	1 cda.	0	0	11/7	0	E	E	M

Alimento	Ración	Total de carbohidratos (g)	Total de azúcar (g)	Grasa/Grasa saturada (g)	Fibra (g)	Fase Nº1	Fase Nº2	Fase Nº3
Mantequilla de crema dulce, de envase	1 cda.	0	0	9/6	0	E	E	M
Mantequilla purificada *ghee*	1 cda.	0	0	13/8	0	E	E	M
	2 cdas.	0	0	26/16	0	E	E	E
Mayonesa								
Light	1 cda.	1	1	5/1	0	R	R	R
Normal	1 cda.	0	0	11/1½	0	B	B	B
Sin grasa	1 cda.	2	1	0/0	0	E	E	E
Sin lácteos (de soya, sin huevo)	1 cda.	1	0	4/1	0	B	B	B
Otras grasas								
Aceitunas negras maduras	8 grandes	2	1	4/0	1	B	B	B
Aceitunas verdes rellenas	10 grandes	0	0	4½/½	0	B	B	B
Aguacate	2 cdas.	2	0	4½/½	2	B	B	B
Coco rallado sin edulcorante	2 cdas.	2	0	5/4	1	R	R	R
Leche de coco *light* de lata, sin edulcorante	1 cda.	0	0	1/½	0	R	R	R
Pastas *light* y de grasa reducida								
Aceite adherente en aerosol	2–3 sgdos.	0	0	1½/0	0	B	B	B
Aerosol sin grasa de la marca *Parkay*	1 cda.	0	0	0/0	0	B	B	B

GRASAS (*CONTINUACIÓN*)

Alimento	Ración	Total de carbohidratos (g)	Total de azúcar (g)	Grasa/Grasa saturada (g)	Fibra (g)	Fase Nº1	Fase Nº2	Fase Nº3
Pastas *light* y de grasa reducida								
Aerosol de la marca *I Can't Believe It's Not Butter!*		0	0	0/0	0	B	B	B
Pasta *light* de la marca *Benecol*	1 cda.	0	0	5/½	0	B	B	B
Pasta *light* de la marca *Country Crock*	1 cda.	0	0	6/1	0	E	M	M
Pasta *light* de la marca *I Can't Believe It's Not Butter!*	1 cda.	0	0	6/1	0	E	E	E
Pasta *light* de la marca *Parkay*, suave, de envase	1 cda.	0	0	6/2	0	E	M	M
Pasta *light* de la marca *Weight Watchers*	1 cda.	2	0	4/1½	0	E	M	M
Pasta normal de la marca *I Can't Believe It's Not Butter!*	1 cda.	0	0	10/1½	0	E	E	E
Pasta normal de la marca *Benecol*	1 cda.	0	0	9/1	0	B	B	B
Pasta normal de la marca *Country Crock*	1 cda.	0	0	11/1½	0	E	E	E
Pasta de la marca *Brummel & Brown* sin transgrasas	1 cda.	0	0	5/½	0	B	B	B

Alimento	Ración	Total de carbohidratos (g)	Total de azúcar (g)	Grasa/Grasa saturada (g)	Fibra (g)	Fase Nº1	Fase Nº2	Fase Nº3
Pasta de la marca *Parkay* de barra o bote, ⅓ menos de grasa	1 cda.	0	0	7/2	0	E	E	E
Sustitutos de mantequilla, *buds* o *sprinkles* de mantequilla	1 cda.	0	0	0/0	0	B	B	B

BARRAS ALIMENTICIAS Y BATIDOS

Las barras y los batidos alimenticios se crearon para las personas que están tratando de bajar de peso pero necesitan comer algo rápido. Por lo común las barras cuentan con entre 170 y 300 calorías, por lo que no se trata de simples meriendas (refrigerios, tentempiés). Contienen proteínas, fibra y otros nutrientes y muchas son bajas en grasa y en grasa saturada. No obstante, algunas constan de la misma cantidad de grasa y grasa saturada que una barra de chocolate, y también las hay con muchísimo azúcar.

La dieta South Beach recomienda consumir comidas saludables basadas en alimentos completos. No obstante, cuando las circunstancias son adversas, una barra o bebida alimenticia puede resultar muy útil; sin duda alguna, una barra alimenticia buena es mejor que acudir a la comida rápida. A continuación verá que hemos organizado las barras y los batidos según su marca y en orden alfabético para que pueda encontrarlos con mayor facilidad en las tiendas.

BARRAS

Alimento	Ración	Total de carbohidratos (g)	Total de azúcar (g)	Grasa/Grasa saturada (g)	Fibra (g)	Fase Nº1	Fase Nº2	Fase Nº3
Atkins Advantage de crema de cacahuate y chocolate	1 barra	21	1	12/6	10	E	R	R

BARRAS (*CONTINUACIÓN*)

Alimento	Ración	Total de carbohidratos (g)	Total de azúcar (g)	Grasa/Grasa saturada (g)	Fibra (g)	Fase Nº1	Fase Nº2	Fase Nº3
Balance Gold (normal)	1 barra	22	11	7/4	1	E	E	M
Barra para deportistas, de la marca *Power Bar*, de chocolate	2¼ onzas	45	14	2/1½	3	E	E	E
Carb Solution de crema de cacahuate y chocolate	1 barra	14	1	12/3½	½	E	R	R
Carb Wise crujiente de cacahuate y chocolate	1 barra	23	0	10/5	1	E	R	R
Clif (normal)	1 barra	43	21	4/2	5	E	E	E
EAS AdvantEdge crujiente de cacahuate y chocolate	1 barra	32	19	6/3	1	E	E	E
EAS AdvantEdge Carb Control (sin azúcar)	1 barra	27	1	7/5	6	E	B	B
Kudos Bar de cereal integral, *chocolate chip*	1⅓ onzas	20	13	5/2½	1	E	E	E
Luna (normal)	1 barra	26	14	4/3	2	E	E	E
Pria Power Bars crujiente de cacahuate y chocolate	1 barra	16	10	3/2	0	E	E	M
Pure Protein (normal)	1 barra	17	6	5/3	0	E	R	R
Slim Fast Bars (normal)	1 barra	19	10	5/3	2	E	E	E
South Beach Chocolate Crisp	1 barra	26	0	6/3	5	E	B	B

Alimento	Ración	Total de carbohidratos (g)	Total de azúcar (g)	Grasa/Grasa saturada (g)	Fibra (g)	Fase Nº1	Fase Nº2	Fase Nº3
South Beach Chocolate Peanut Butter	1 barra	26	<1	7/3	6	E	B	B
South Beach Cinnamon Crème	1 barra	26	<1	7/3	5	E	B	B
Zone Perfect (normal)	1 barra	21	16	7/4	1	E	M	R

BATIDOS

Alimento	Ración	Total de carbohidratos (g)	Total de azúcar (g)	Grasa/Grasa saturada (g)	Fibra (g)	Fase Nº1	Fase Nº2	Fase Nº3
Atkins Advantage Shake	11 onzas	5	1	9/1½	3	B	B	B
Carb Solution Shake	8 onzas	5	1	1/½	3	B	B	B
EAS AdvantEdge Carb Control	8 onzas	4	0	3/½	2	B	B	B
EAS Myoplex Carb Sense	11 onzas	5	0	3½/½	2	R	R	R
Keto Low Carb Shake	8 onzas	9	0	9/1	7	B	B	B
Slim Fast Meal Options	11 onzas	40	35	2½/½	5	E	E	E
Slim Fast Meal Shake	12 onzas	7	2	9/1½	5	B	B	B

BEBIDAS

La mayoría de las bebidas con gas son azúcar pura y sólo una fuente de calorías vacías. Los refrescos (sodas) de dieta están bien cuando se toman con moderación, pero el agua es la mejor opción cuando se trata de saciar la sed e hidratar el organismo. Tanto el café como el té son fuentes importantes de cafeína en nuestra alimentación. Un exceso de cafeína puede provocar un descenso en el nivel de glucosa, lo cual provoca hambre y antojos de comida. Procure restringir su consumo de cafeína a 1-2 tazas de café o té con cafeína al día. Los cafés de sabores, preparados o instantáneos, pueden ocultar azúcares.

Por último, las investigaciones indican que el consumo moderado de alcohol reduce el riesgo de sufrir enfermedades cardíacas y diabetes. Pensamos que la mejor forma de aprovechar este hecho es tomando vino tinto o blanco junto con la comida. La cerveza es una opción menos favorable dado que las maltodextrinas o azúcares de la cerveza tienen índices glucémicos más altos que el azúcar de mesa. Los vinos para cocinar deben evitarse debido a su alto contenido en sodio. No se permite ningún tipo de alcohol durante la Primera Fase.

BEBIDAS ALCOHÓLICAS

Alimento	Ración	Total de carbohidratos (g)	Total de azúcar (g)	Grasa/Grasa saturada (g)	Fibra (g)	Fase Nº1	Fase Nº2	Fase Nº3
Bebidas fuertes (ginebra, ron, vodka, whiskey)	1½ onzas	0	0	0/0	0	E	R	R
Cervezas								
Lager	12 onzas	6	0	0/0	½	E	E	M
Light	12 onzas	5	4	0/0	0	E	M	R
Normal	12 onzas	14	10	0/0	0	E	E	M

Alimento	Ración	Total de carbohidratos (g)	Total de azúcar (g)	Grasa/Grasa saturada (g)	Fibra (g)	Fase Nº1	Fase Nº2	Fase Nº3
Cócteles								
Ron con cola	1 trago tamaño normal	26	26	0/0	0	E	E	E
Vodka y jugo de naranja de concentrado congelado	1 trago tamaño normal	30	29	0/0	0	E	E	E
Vodka y jugo de tomate	1 trago tamaño normal	9	7	0/0	0	E	R	R
Vinos de mesa								
Blanco	5 onzas	1	1	0/0	0	E	P	P
Borgoña	5 onzas	2	2	0/0	0	E	P	P
Claret	5 onzas	2	2	0/0	0	E	P	P
Rosado	5 onzas	2	2	0/0	0	E	P	P
Spritzer de vino	12 onzas	3	3	0/0	0	E	P	P
Tinto	5 onzas	3	3	0/0	0	E	P	P
Vinos dulces								
Jerez	2 onzas	1	5	0/0	0	E	E	E
Madeira	2 onzas	8	5	0/0	0	E	E	E
Oporto	2 onzas	8	5	0/0	0	E	E	E

BEBIDAS ALCOHÓLICAS (*CONTINUACIÓN*)

Alimento	Ración	Total de carbohidratos (g)	Total de azúcar (g)	Grasa/Grasa saturada (g)	Fibra (g)	Fase Nº1	Fase Nº2	Fase Nº3
Vinos para cocinar								
Jerez	2 cdas.	4	2	0/0	0	E	E	E
Marsala	2 cdas.	4	3	0/0	0	E	E	E
Tinto/blanco	2 cdas.	1	1	0/0	0	E	E	E

BEBIDAS NO ALCOHÓLICAS

Alimento	Ración	Total de carbohidratos (g)	Total de azúcar (g)	Grasa/Grasa saturada (g)	Fibra (g)	Fase Nº1	Fase Nº2	Fase Nº3
Batido de leche de soya de vainilla	12 onzas	36	32	9/1½	0	E	E	E
Bebidas con gas								
Agua de Seltz	12 onzas	0	0	0/0	0	P	P	P
Agua mineral con gas	12 onzas	0	0	0/0	0	P	P	P
Club soda	12 onzas	0	0	0/0	0	P	P	P
Cream soda	12 onzas	48	42	0/0	0	E	E	E
Ginger ale	12 onzas	32	32	0/0	0	E	E	E
Refresco de cola	12 onzas	40	39	0/0	0	E	E	E
Refresco de dieta con edulcorantes artificiales	12 onzas	0	0	0/0	0	R	R	R
Refresco de lima-limón	12 onzas	38	38	0/0	0	E	E	E

Alimento	Ración	Total de carbohidratos (g)	Total de azúcar (g)	Grasa/Grasa saturada (g)	Fibra (g)	Fase Nº1	Fase Nº2	Fase Nº3
Refresco de naranja	12 onzas	46	4	0/0	0	E	E	E
Refresco de uva	12 onzas	42	42	0/0	0	E	E	E
Refresco tipo ginsén	12 onzas	39	39	0/0	0	E	E	E
Refresco tipo *pepper*	12 onzas	38	38	0/0	0	E	E	E
Root beer	12 onzas	38	38	0/0	0	E	E	E
Bebidas con sabor a jugo, endulzadas								
Bebida de jugo de naranja, preparada con agua, de mezcla instantánea en polvo	8 onzas	31	23	0/0	0	E	E	E
Bebidas deportivas de la marca *Gatorade*, con glucosa, listas para consumirse	8 onzas	15	15	0/0	0	E	E	E
Cóctel de arándano agrio	8 onzas	36	36	0/0	0	E	E	E
Arándano agrio y *manzana* o uva	8 onzas	42	42	0/0	0	E	E	E
En envase flexible, preparado	8 onzas	30	30	0/0	0	E	E	E
Jugo tipo ponche en envase flexible	8 onzas	30	29	0/0	0	E	E	E
Limonada casera	8 onzas	28	23	0/0	0	E	E	E

BEBIDAS NO ALCOHÓLICAS (*CONTINUACIÓN*)

Alimento	Ración	Total de carbohidratos (g)	Total de azúcar (g)	Grasa/Grasa saturada (g)	Fibra (g)	Fase Nº1	Fase Nº2	Fase Nº3
Bebidas y mezclas en polvo con leche								
Batido de chocolate	12 onzas	51	50	9/6	5	E	E	E
Batido de fresa	12 onzas	64	63	21/13	0	E	E	E
Batido de soya de plátano amarillo	12 onzas	36	30	4/½	0	E	E	E
Batido de vainilla	12 onzas	61	60	7½/5	0	E	E	E
Bebida con sabor a algarroba, preparada con leche de mezcla en polvo	8 onzas	22	14	8/4½	1	E	E	E
Bebida con sabor a chocolate, preparada con leche semidescremada al 2%, de mezcla en polvo	8 onzas	30	30	3½/2½	1	E	E	E
Bebida instantánea con sabor a fresa, preparada con leche de mezcla en polvo	8 onzas	33	32	8/5	0	E	E	E
Bebida instantánea con sabor a fresa, preparada con agua de mezcla en polvo	8 onzas	28	25	0/0	0	E	E	E
Chocolate caliente o cocoa, preparado con leche de mezcla en polvo	8 onzas	35	22	9/5	0	E	E	E

54

Alimento	Ración	Total de carbohidratos (g)	Total de azúcar (g)	Grasa/Grasa saturada (g)	Fibra (g)	Fase Nº1	Fase Nº2	Fase Nº3
Café *cappuccino* y expreso								
Cappuccino pre-parado, con leche	8 onzas	7	7	41/⅔	0	E	E	E
Exprés	1 onza	0	0	0/0	0	R	R	R
Café de grano								
Negro	8 onzas	1	0	0/0	0	P	P	P
Negro descafeinado	8 onzas	0	0	0/0	0	P	P	P
Café instantáneo								
De sabor, tipo internacional, con azúcar, preparado con mezcla en polvo	8 onzas	8	8	3½/1	0	E	E	E
De sabor, tipo internacional, sin azúcar, preparado con mezcla en polvo	8 onzas	3	0	1½/½	0	R	R	R
Sustituto de café de cereales, pre-parado, negro	8 onzas	2	0	0/0	1	P	P	P
Jugo de tomate sin sal	1 taza	11	7	0/0	1	B	B	B
Jugo de verduras	6 onzas	8	0	0/0	1	B	B	B

BEBIDAS NO ALCOHÓLICAS (*CONTINUACIÓN*)

Alimento	Ración	Total de carbohidratos (g)	Total de azúcar (g)	Grasa/Grasa saturada (g)	Fibra (g)	Fase Nº1	Fase Nº2	Fase Nº3
Té								
Té helado instantáneo endulzado con azúcar, preparado con agua de mezcla en polvo	8 onzas	19	17	0/0	0	E	E	E
Té helado instantáneo listo para consumirse, endulzado con sirope de maíz alto en fructosa, embotellado	8 onzas	22	17	0/0	0	E	E	E
Té helado sin edulcorante/ de dieta	8 onzas	1	0	0/0	0	P	P	P
Té herbario de hoja	8 onzas	0	0	0/0	0	P	P	P
Té negro de hoja	8 onzas	1	0	0/0	0	P	P	P

CARNES, CARNES PROCESADAS Y SUSTITUTOS DE CARNE

Muchos cortes de res caben dentro de una dieta saludable para el corazón. Las palabras *round* o *loin* indican los cortes más magros (bajos en grasa).

Las carnes procesadas son los productos que se obtienen de la carne de res, pollo o pavo, por ejemplo, y luego se "procesan" para darles otra "forma". Entre ellas figuran la salchicha de Bolonia, la salchicha *bratwurst*, los *hot dogs*, la cecina y cualquier otra salchicha. La mayoría de estos productos contienen nitrato de sodio a manera de conservante para que duren más; asimismo suelen tener un contenido muy alto de grasa saturada y sodio.

El *tofu*, el *tempeh* y otros alimentos derivados de la soya son buenos sustitutos de la carne. Al consumirlos, también aprovecha la capacidad de la soya para bajar el colesterol.

CARNES PROCESADAS

Alimento	Ración	Total de carbohidratos (g)	Total de azúcar (g)	Grasa/Grasa saturada (g)	Fibra (g)	Fase N°1	Fase N°2	Fase N°3
Carnes frías (tipo fiambre)								
Carne seca (no cecina)	2 onzas	2	1	1/½	0	R	R	R
Con pepinillos y pimientos	2 onzas	5	2	9/3	0	E	E	E
Corned beef	2 onzas	0	0	2½/1½	0	E	E	R
Jamón cocido, lonjas delgadas	2 onzas	1	1	½/0	0	B	B	B
Jamón con miel	2 onzas	2	2	2/½	0	E	E	E
Jamón de pavo	2 onzas	2	2	3/1	0	B	B	B
Jamón picado	2 onzas	2	0	6/2	0	B	B	B
Pastrami, de pavo	2 onzas	1	0	2½/1	0	B	B	B
Pastrami, de res	2 onzas	1	1	3½/1½	0	R	R	R
Pechuga de pavo, ahumada	2 onzas	3	1	1½/½	0	B	B	B
Rollo de pavo (carne blanca)	2 onzas	1	0	2/½	0	R	R	R
Rollo de pollo (carne blanca)	2 onzas	0	0	1½/0	0	R	R	R
Salami, de res	2 onzas	1	1	13/6	0	E	E	E
Salami duro	2 onzas	1	0	16/6	0	E	E	E
Salami tipo *genoa*	2 onzas	1	0	19/7	0	E	E	E

CARNES PROCESADAS (*CONTINUACIÓN*)

Alimento	Ración	Total de carbohidratos (g)	Total de azúcar (g)	Grasa/Grasa saturada (g)	Fibra (g)	Fase Nº1	Fase Nº2	Fase Nº3
Carnes frías (tipo fiambre)								
Salchicha de Bolonia, de cerdo	2 onzas	0	0	11/4	0	E	E	E
Salchicha de Bolonia, de pavo	2 onzas	0	0	12/3	0	E	E	E
Salchicha de Bolonia, de pollo	2 onzas	1	0	13/3½	0	E	E	E
Salchicha de Bolonia, de res	2 onzas	0	0	16/7	0	E	E	E
Salchicha de Bolonia, de res y cerdo	2 onzas	3	1	13/5	0	E	E	E
Salchicha de Bolonia, estilo *lebanon*	2 onzas	0	0	6/1½	0	E	E	E
Salchicha de pavo	2 onzas	3	2	5/2	0	R	B	B
Tocino de pavo (2 rebanadas)	1 onza	0	0	5/2	0	R	B	B
***Hot dogs*, cocidos**								
De pavo y cerdo	1	1	1	13/4½	0	E	E	E
De pavo y queso	1	1	1	13/4½	0	E	E	E
De pollo	1	0	0	12/4	0	E	E	E
De res, *light*, de grasa reducida	1	3	1	7/3	0	E	E	E
De res, normales	1	3	2	16/7	0	E	E	E
De res, sin grasa	1	7	2	0/0	0	B	B	B
De res y cerdo	1	1	1	17/6	0	E	E	E

Alimento	Ración	Total de carbohidratos (g)	Total de azúcar (g)	Grasa/Grasa saturada (g)	Fibra (g)	Fase Nº1	Fase Nº2	Fase Nº3
Salchichas cocidas								
Bratwurst (de cerdo)	2 onzas	1	0	11/4	0	E	E	E
Italianas, dulces	2 onzas	1	0	5/2	0	E	E	E
Kielbasa (de cerdo/res)	2 onzas	1	0	15/6	0	E	E	E
Knockwurst (de res)	2 onzas	1	0	16/7	0	E	E	E
Summer sausage (de res)	2 onzas	1	1	15/7	0	E	E	E
Tortitas de cerdo	2 onzas	0	0	16/5	0	E	E	E
Tortitas de pavo	2 onzas	0	0	7/2	0	B	B	B

CERDO

Alimento	Ración	Total de carbohidratos (g)	Total de azúcar (g)	Grasa/Grasa saturada (g)	Fibra (g)	Fase Nº1	Fase Nº2	Fase Nº3
Costillas								
Back ribs, con toda su grasa, asadas	3 onzas	0	0	25/9	0	E	E	E
Spareribs, con toda su grasa, en su jugo	3 onzas	0	0	25/9	0	E	E	E
Spareribs, estilo *country*, magras, en su jugo	3 onzas	0	0	12/5	0	E	E	E
Chuletas de cerdo								
Blade, en su jugo	3 onzas	0	0	11/4	0	R	R	R
Center loin, asado al horno	3 onzas	0	0	7/2½	0	B	B	B

CERDO (*CONTINUACIÓN*)

Alimento	Ración	Total de carbohidratos (g)	Total de azúcar (g)	Grasa/Grasa saturada (g)	Fibra (g)	Fase Nº1	Fase Nº2	Fase Nº3
Chuletas de cerdo (*continuación*)								
Sirloin, en su jugo	3 onzas	0	0	6/2	0	B	B	B
Top loin, asado al horno	3 onzas	0	0	3½/1½	0	B	B	B
Filete de cerdo								
Filete, en su jugo o frito en sartén	3 onzas	0	0	8/3	0	R	R	R
Rebanada del centro, jamón ahumado, asado al horno o frito en sartén	3 onzas	0	0	8/3	0	R	R	R
Sirloin roast cutlet, asado al horno o frito en sartén	3 onzas	0	0	8/3	0	B	B	B
***Roasts* de cerdo**								
Boston blade, en su jugo	3 onzas	0	0	13/4½	0	E	E	M
Center loin, asado	3 onzas	0	0	8/3	0	B	B	B
Center rib, asado	3 onzas	0	0	9/3½	0	R	R	R
Half shank, asado	3 onzas	0	0	9/3	0	B	B	B
Jamón fresco, entero, asado	3 onzas	0	0	8/3	0	B	B	B
Sirloin, asado	3 onzas	0	0	7/2½	0	B	B	B
Tenderloin, asado	3 onzas	0	0	4/1½	0	B	B	B
Top loin, asado	3 onzas	0	0	6/2	0	B	B	B
Tripas de cerdo (cocidas)	1 onza	0	0	8/3	0	E	E	E

CERDO CURADO

Alimento	Ración	Total de carbohidratos (g)	Total de azúcar (g)	Grasa/Grasa saturada (g)	Fibra (g)	Fase Nº1	Fase Nº2	Fase Nº3
Tocino								
Canadiense, asado a la parrilla	3 onzas	0	0	7/2½	0	B	B	B
Lonjas para desayunar, asadas al horno	2 lonjas medianas (½ onza)	0	0	5/2	0	E	E	E
Trocitos de tocino	1 cda.	0	0	2/1	0	E	R	R
Jamón curado, asado								
De lata, extramagro	3 onzas	0	0	4/1½	0	B	B	B
De lata, magro	3 onzas	0	0	7/2½	0	B	B	B
Sin hueso, extramagro	3 onzas	0	0	4½/1½	0	B	B	B
Sin hueso, magro	3 onzas	0	0	8/3	0	B	B	B

CORDERO

Alimento	Ración	Total de carbohidratos (g)	Total de azúcar (g)	Grasa/Grasa saturada (g)	Fibra (g)	Fase Nº1	Fase Nº2	Fase Nº3
Chuleta de costilla, asada al horno	3 onzas	0	0	8/4	0	R	R	R
Chuleta de lomo (*loin*), asada al horno	3 onzas	0	0	7/2½	0	B	B	B
Costilla, carne para asar, *crown rack* de cordero, asado	3 onzas	0	0	10/4½	0	E	E	M

61

CORDERO (*CONTINUACIÓN*)

Alimento	Ración	Total de carbohidratos (g)	Total de azúcar (g)	Grasa/Grasa saturada (g)	Fibra (g)	Fase Nº1	Fase Nº2	Fase Nº3
Cubos, carne para guiso o alambres, en su jugo o asados a la parrilla	3 onzas	0	0	6/2	0	B	B	B
Pierna de cordero								
Entera, asada	3 onzas	0	0	13/6	0	E	E	M
Shank half, asada	3 onzas	0	0	6/2½	0	B	B	B
Sirloin half, asada	3 onzas	0	0	9/4	0	B	B	B

RES

Alimento	Ración	Total de carbohidratos (g)	Total de azúcar (g)	Grasa/Grasa saturada (g)	Fibra (g)	Fase Nº1	Fase Nº2	Fase Nº3
Bistecs								
London broil, flank	3 onzas	0	0	7/3	0	B	B	B
Porterhouse, asado al horno	3 onzas	0	0	10/3½	0	B	B	B
Rib eye, asado al horno	3 onzas	0	0	6/2½	0	E	E	R
Sirloin strip, asado al horno	3 onzas	0	0	6/2½	0	B	B	B
T-bone, asado al horno	3 onzas	0	0	8/3½	0	B	B	B
Tenderloin, asado al horno	3 onzas	0	0	7/2½	0	B	B	B
Top round, frito en sartén	3 onzas	0	0	12/4	0	E	E	E
Top sirloin, asado al horno	3 onzas	0	0	6/2	0	B	B	B

Alimento	Ración	Total de carbohidratos (g)	Total de azúcar (g)	Grasa/Grasa saturada (g)	Fibra (g)	Fase Nº1	Fase Nº2	Fase Nº3
Briskets								
Corned beef, en su jugo	3 onzas	0	0	16/5	0	E	E	E
Entero, en su jugo	3 onzas	0	0	9/3	0	R	R	R
Flat half, en su jugo	3 onzas	0	0	8/3	0	E	E	E
Point half, en su jugo	3 onzas	0	0	12/4½	0	E	E	E
Carne molida								
Extramagra, al horno o asada al horno (con un 5% de grasa)	3 onzas	0	0	5/2½	0	B	B	B
Magra, al horno o asada al horno (con un 10% de grasa)	3 onzas	0	0	9/3½	0	R	R	R
Normal, al horno o asada al horno (con un 15% de grasa)	3 onzas	0	0	12/4½	0	M	M	M
Carnes para asar								
Arm pot roast, en su jugo	3 onzas	0	0	7/2½	0	B	B	B
Blade pot roast, en su jugo	3 onzas	0	0	11/4½	0	E	E	R
Bottom round, en su jugo	3 onzas	0	0	6/2½	0	B	B	B
Costillas en su jugo	3 onzas	0	0	15/7	0	E	E	E
Eye round, asado	3 onzas	0	0	3½/1	0	B	B	B

RES (*CONTINUACIÓN*)

Alimento	Ración	Total de carbohidratos (g)	Total de azúcar (g)	Grasa/Grasa saturada (g)	Fibra (g)	Fase Nº1	Fase Nº2	Fase Nº3
Carnes para asar (*continuación*)								
Pierna, corte transversal, en su jugo	3 onzas	0	0	5/2	0	B	B	B
Rib eye, asado	3 onzas	0	0	8/3	0	E	E	R
Sirloin tip asado	3 onzas	0	0	7/2½	0	B	B	B
Cubos, carne para guiso o alambres, en su jugo o asados a la parrilla	3 onzas	0	0	10/3½	0	R	R	R

SUSTITUTOS DE CARNE

Alimento	Ración	Total de carbohidratos (g)	Total de azúcar (g)	Grasa/Grasa saturada (g)	Fibra (g)	Fase Nº1	Fase Nº2	Fase Nº3
Hamburguesas y *hot dogs*								
Hamburguesa de frijol negro	1	15	2	1/0	3	B	B	B
Hamburguesa de soya *tempeh* (*barbecue*)	1	11	3	3½/1½	0	B	B	B
Hamburguesa vegetariana (*Garden burger*)	1	10	1	4/½	4	B	B	B
Hot dog Tofu Pup, congelado	1	28	0	2½/1	0	B	B	B
Seitan (gluten de trigo), refrigerado, listo para servirse (oriental)	4 onzas	10	0	2/0	0	B	B	B

Alimento	Ración	Total de carbohidratos (g)	Total de azúcar (g)	Grasa/Grasa saturada (g)	Fibra (g)	Fase Nº1	Fase Nº2	Fase Nº3
Tempeh (de frijol de soya)								
De cinco granos	⅓ paquete	15	2	4/½	4	B	B	B
Estilo arroz silvestre	⅓ paquete	17	1	2½/½	5	B	B	B
Fakin' Bacon, lonjas de _tempeh_	2 lonjas medianas (1 onza)	3	0	1/0	0	B	B	B
Original, sin sabor	⅓ paquete	13	2	5/½	5	B	B	B
Tofu (de frijol de soya)								
Blando, del refrigerador	3 onzas	2	1	1½/0	0	B	B	B
Crudo, firme, del refrigerador	3 onzas	4	0	7/1	2	B	B	B
Horneado y sazonado, refrigerado, listo para servirse	3 onzas	5	0	9/1½	2	R	B	B

TERNERA

Alimento	Ración	Total de carbohidratos (g)	Total de azúcar (g)	Grasa/Grasa saturada (g)	Fibra (g)	Fase Nº1	Fase Nº2	Fase Nº3
Chuleta de lomo (_loin_), en su jugo	3 onzas	0	0	8/2	0	B	B	B
Filete, en su jugo	3 onzas	0	0	3/1	0	B	B	B
Molida, asada al horno	3 onzas	0	0	6/2½	0	B	B	B
Shank, cocida	3 onzas	0	0	2½/½	0	B	B	B

CARNES DE AVE

Cuando se trata de pollo, puede prepararlo al horno, asado al horno, a la parrilla, asado o sofrito (salteado), pero nunca frito.

Opte por la pechuga, que contiene mucha menos grasa saturada que la pierna, el muslo o el alón, y quítele el pellejo antes de comérsela. El pato y el ganso contienen más grasa saturada que el pollo y no deben comerse con frecuencia.

POLLO, MENUDENCIAS COCIDAS

Alimento	Ración	Total de carbohidratos (g)	Total de azúcar (g)	Grasa/Grasa saturada (g)	Fibra (g)	Fase Nº1	Fase Nº2	Fase Nº3
Corazón	½ taza	0	0	6/1½	0	E	E	E
Hígado	½ taza	1	0	4/1½	0	E	E	E
Menudillos	½ taza	1	0	4/1½	0	E	E	E
Molleja	½ taza	0	0	3/0	0	E	E	M

POLLO PARA ASAR

Alimento	Ración	Total de carbohidratos (g)	Total de azúcar (g)	Grasa/Grasa saturada (g)	Fibra (g)	Fase Nº1	Fase Nº2	Fase Nº3
Carne blanca sin pellejo, asada	3 onzas	0	0	4/1	0	B	B	B
Carne blanca y oscura (promedio), asada con pellejo	4 onzas	0	0	15/4	0	M	M	M
Carne blanca y oscura (promedio), asada sin pellejo	4 onzas	0	0	8/2	0	R	R	R
Carne oscura sin pellejo, asada	3 onzas	0	0	7/2	0	R	R	R

POLLO PARA COCER

Alimento	Ración	Total de carbohidratos (g)	Total de azúcar (g)	Grasa/Grasa saturada (g)	Fibra (g)	Fase Nº1	Fase Nº2	Fase Nº3
Carne blanca sin pellejo	3 onzas	0	0	7/1½	0	B	B	B
Carne blanca y oscura (promedio), con pellejo	4 onzas	0	0	21/6	0	M	M	M
Carne blanca y oscura (promedio), sin pellejo	4 onzas	0	0	13/3½	0	R	R	R
Carne oscura sin pellejo (cocida)	3 onzas	0	0	13/3½	0	R	R	R

POLLO, PIEZAS, ASADO O FRITO

Alimento	Ración	Total de carbohidratos (g)	Total de azúcar (g)	Grasa/Grasa saturada (g)	Fibra (g)	Fase Nº1	Fase Nº2	Fase Nº3
Alita								
Asada con pellejo (de 3 onzas de pollo crudo con hueso)	1¼ onzas	0	0	7/2	0	M	M	M
Asada sin pellejo (de 2½ onzas de pollo crudo con hueso)	¾ onza	0	0	2/0	0	R	R	R
Rebozada y frita con pellejo	1¾ onzas	5	0	1⅓	0	E	E	E
Recubierta de harina y frita con pellejo	1 onza	1	0	6/1½	0	E	E	E

POLLO, PIEZAS, ASADO O FRITO (*CONTINUACIÓN*)

Alimento	Ración	Total de carbohidratos (g)	Total de azúcar (g)	Grasa/Grasa saturada (g)	Fibra (g)	Fase Nº1	Fase Nº2	Fase Nº3
Muslo								
Asado con pellejo (de 4 onzas de pollo crudo con hueso)	2½ onzas	0	0	1⅓	0	M	M	M
Asado sin pellejo (de 4 onzas de pollo crudo con hueso)	2 onzas	0	0	6/1½	0	R	R	R
Cocido con pellejo	2½ onzas	0	0	10/3	0	M	M	M
Cocido sin pellejo	2 onzas	0	0	6/1½	0	R	R	R
Rebozado y frito con pellejo	3 onzas	8	0	14/4	0	E	E	E
Recubierto de harina y frito con pellejo	2¼ onzas	2	0	10/2½	0	E	E	E
Pechuga (½ pechuga)								
Asada con pellejo (de 5 onzas de pollo crudo)	3½ onzas	0	0	8/2	0	M	M	M
Asada sin pellejo (de 4¼ onzas de pollo crudo)	3 onzas	0	0	3/1	0	B	B	B
Cocida con pellejo	3½ onzas	0	0	7/2	0	M	M	M
Cocida sin pellejo	3 onzas	0	0	3/½	0	B	B	B
Rebozada y frita con pellejo	5 onzas	12	0	19/5	0	E	E	E

Alimento	Ración	Total de carbohidratos (g)	Total de azúcar (g)	Grasa/Grasa saturada (g)	Fibra (g)	Fase Nº1	Fase Nº2	Fase Nº3
Recubierta de harina y frita con pellejo	3½ onzas	2	0	9/2½	0	E	E	E
Pierna								
Asada con pellejo	2 onzas	0	0	6/1½	0	M	M	M
Asada sin pellejo	1½ onzas	0	0	2½/½	0	R	R	R
Cocida con pellejo	2 onzas	0	0	6/1½	0	M	M	M
Cocida sin pellejo	1½ onzas	0	0	3/½	0	R	R	R
Rebozada y frita con pellejo	2½ onzas	6	0	1⅓	0	E	E	E
Recubierta de harina y frita con pellejo	1¾ onzas	1	0	7/2	0	E	E	E

POLLO (VALORES PROMEDIOS DE CARNE BLANCA Y OSCURA)

Alimento	Ración	Total de carbohidratos (g)	Total de azúcar (g)	Grasa/Grasa saturada (g)	Fibra (g)	Fase Nº1	Fase Nº2	Fase Nº3
Asado con pellejo	4 onzas	0	0	15/4½	0	M	M	M
Asado sin pellejo	4 onzas	0	0	8/2½	0	B	B	B
Cocido con pellejo	4 onzas	0	0	14/4	0	M	M	M
Cocido sin pellejo	4 onzas	0	0	8/2	0	B	B	B
Rebozado y frito	4 onzas	11	0	20/5	0	E	E	E
Recubierto de harina y frito	4 onzas	4	0	17/5	0	E	E	E

PAVO

Alimento	Ración	Total de carbohidratos (g)	Total de azúcar (g)	Grasa/Grasa saturada (g)	Fibra (g)	Fase Nº1	Fase Nº2	Fase Nº3
Carne blanca con pellejo	3½ onzas	0	0	8/2½	0	R	R	R
Carne blanca sin pellejo	3 onzas	0	0	2½/1	0	B	B	B
Carne oscura con pellejo	3½ onzas	0	0	1⅓/½	0	M	M	M
Carne oscura sin pellejo	3 onzas	0	0	6/2	0	R	R	R
Piezas de pavo								
Alita asada con pellejo	3 onzas	0	0	1⅓	0	M	M	M
Alita asada sin pellejo	2 onzas	0	0	2/½	0	R	R	R
Lomo asado con pellejo	4½ onzas	0	0	18/5	0	M	M	M
Lomo asado sin pellejo	3½ onzas	0	0	6/2	0	R	R	R
Menudencias cocidas	1 taza	0	0	17/6	0	E	E	E
Pechuga asada con pellejo	4¼ onzas	0	0	9/2½	0	M	M	M
Pechuga asada sin pellejo	3 onzas	0	0	½/0	0	B	B	B
Pescuezo cocido con hueso sin pellejo	9 onzas	0	0	19/6	0	M	M	M
Pierna y muslo asados con pellejo	8¼ onzas	0	0	23/7	0	M	M	M
Pierna y muslo asados sin pellejo	7½ onzas	0	0	8/2½	0	R	R	R

CAPÓN, GANSO, PATO Y GALLINA DE CORNUALLES

Alimento	Ración	Total de carbohidratos (g)	Total de azúcar (g)	Grasa/Grasa saturada (g)	Fibra (g)	Fase Nº1	Fase Nº2	Fase Nº3
Capón asado con pellejo	4 onzas	0	0	13/3½	0	M	M	M
Gallina de Cornualles asada					0	B	B	B
Carne blanca con pellejo	3 onzas	0	0	8/2½	0	R	R	R
Carne blanca sin pellejo	3 onzas	0	0	3/1½	0	B	B	B
Carne oscura con pellejo	3 onzas	0	0	11/5	0	M	M	M
Carne oscura sin pellejo	3 onzas	0	0	7/3	0	R	R	R
Ganso asado con pellejo	3 onzas	0	0	19/6	0	E	E	E
Ganso asado sin pellejo	3 onzas	0	0	1¼	0	M	M	M
Pato asado con pellejo	3 onzas	0	0	33/11	0	E	E	E
Pato asado sin pellejo	3 onzas	0	0	10/3½	0	M	M	M

CEREALES Y ARROZ

Es posible disfrutar los cereales con frecuencia, siempre y cuando se elijan los correctos. Entre más intacto el cereal, más fibra y valor alimenticio ofrece. Los cereales integrales, como el trigo, el centeno, la cebada, el maíz y algunos tipos de arroz, son ricos en salvado, vitaminas del grupo B, hierro y otros minerales. Evite el arroz blanco, el cual se procesa, eliminando el salvado y el germen. El arroz integral es una fuente mucho mejor de vitaminas del grupo B, minerales y fibra. El arroz silvestre con frecuencia se sirve junto con arroz blanco o integral; es muy nutritivo y tiene un índice glucémico bajo. El cuscús es otra buena opción para sustituir el arroz blanco o las papas blancas.

ARROZ COCIDO

Alimento	Ración	Total de carbohidratos (g)	Total de azúcar (g)	Grasa/Grasa saturada (g)	Fibra (g)	Fase Nº1	Fase Nº2	Fase Nº3
Basmati	½ taza	23	0	0/0	0	E	M	R
Blanco de grano largo	½ taza	22	0	0/0	0	E	M	M
Blanco de grano largo, convertido	½ taza	22	0	0/0	0	E	M	M
Blanco instantáneo	½ taza	18	0	0/0	0	E	E	E
Glutinoso	½ taza	18	0	0/0	0	E	E	E
Integral	½ taza	22	0	1/0	2	E	B	B
Integral sancochado (convertido)	½ taza	23	0	½/0	2	E	B	B
Jasmín	½ taza	18	0	0/0	0	E	E	E
Risotto de arroz Arborio	½ taza	24	0	0/0	0	E	E	E
Silvestre	½ taza	35	1	0/0	2	E	B	B

CEREALES COCIDOS

Alimento	Ración	Total de carbohidratos (g)	Total de azúcar (g)	Grasa/Grasa saturada (g)	Fibra (g)	Fase Nº1	Fase Nº2	Fase Nº3
Alforjón (*kasha*)	½ taza	17	1	½/0	2	E	B	B
Amaranto	½ taza	32	1	3/1	7	E	B	B
Avena de grano integral	½ taza	26	1	3/0	4	E	B	B
Bulgur	½ taza	17	0	0/0	4	E	B	B
Cebada perla	½ taza	22	0	0/0	3	E	B	B
Centeno de grano integral	½ taza	34	2	1/0	6	E	B	B
Cuscús	½ taza	18	0	0/0	1	E	B	B
Harina de maíz	½ taza	12	0	½/0	1	E	E	M

Alimento	Ración	Total de carbohidratos (g)	Total de azúcar (g)	Grasa/Grasa saturada (g)	Fibra (g)	Fase Nº1	Fase Nº2	Fase Nº3
Millo	½ taza	21	0	1/0	1	E	E	E
Sémola de maíz	½ taza	16	0	0/0	0	E	E	M
Trigo de grano entero	½ taza	32	0	½/0	5	E	B	B

COMIDA RÁPIDA

En su mayor parte, la comida rápida debe evitarse. Suele estar llena de grasa saturada, transgrasas, azúcares y calorías vacías. Sin embargo, es posible comer bien incluso en un restaurante de comida rápida. Opte por alimentos asados al horno o a la parrilla en lugar de fritos en freidora y por hamburguesas sin aderezos ni salsas especiales. Aproveche la barra de ensaladas. Cuando salga a comer pizza, compre una pizza vegetariana de pan delgado. La salsa de tomate tal vez ayude a prevenir el cáncer de próstata gracias al licopeno, un antioxidante que se encuentra en los productos a base de tomate.

HAMBURGUESAS, SÁNDWICHES Y *WRAPS* DE COMIDA RÁPIDA

Alimento	Ración	Total de carbohidratos (g)	Total de azúcar (g)	Grasa/Grasa saturada (g)	Fibra (g)	Fase Nº1	Fase Nº2	Fase Nº3
Burrito con carne de res	1	39	2	19/6	2	E	E	E
Burrito de frijoles (normal)	1	55	4	10/3½	8	E	R	R
Dip para pollo								
Agridulce	1 pqte.	11	10	0/0	0	E	E	E
Barbecue	1 pqte.	11	9	0/0	0	E	E	E
Miel y mostaza	1 pqte.	3	3	4½/½	0	E	E	E
Ranch	1 pqte.	1	1	13/2	0	B	B	B

HAMBURGUESAS, SÁNDWICHES Y *WRAPS*
DE COMIDA RÁPIDA (*CONTINUACIÓN*)

Alimento	Ración	Total de carbohidratos (g)	Total de azúcar (g)	Grasa/Grasa saturada (g)	Fibra (g)	Fase Nº1	Fase Nº2	Fase Nº3
Ensalada César de pollo (sin aderezo)	1	17	2	9/3	3	B	B	B
Ensalada de pollo mandarín (sin aderezo)	1	17	11	3/1	3	E	B	B
Ensalada para tacos sin aderezo	1	29	8	16/8	8	E	E	E
Hamburguesa con condimentos, en un panecillo	1	34	7	10/3½	2	E	E	M
Hamburguesa con queso								
Con condimentos, en un panecillo	1	27	7	14/6	1	E	E	E
Con tocino, en un panecillo	1	35	10	36/14	1	E	E	E
Doble con condimentos, en un panecillo	1	38	9	21/9	1	E	E	E
Hamburguesa vegetariana (sin panecillo)	1	15	1	4/½	1	B	B	B
Hot dog, en un panecillo								
Con *chili* y queso	1	22	4	21/9	2	E	E	E
Con *chili* y salsa	1	24	7	32/12	2	E	E	E
Sencillo	1	18	4	15/5	1	E	E	E
Nachos con queso	1	34	2	18/8	1	E	E	E
Quesadilla de tocino y queso	1	33	1	21/9	1	E	E	E

Alimento	Ración	Total de carbohidratos (g)	Total de azúcar (g)	Grasa/Grasa saturada (g)	Fibra (g)	Fase Nº1	Fase Nº2	Fase Nº3
Sándwich de pescado empanado, en un panecillo, con salsa tártara	1	41	5	23/5	1	E	E	E
Sándwich de pollo a la parrilla	1	34	7	3/1	2	E	E	E
Sándwich de pollo a la parrilla, con mayonesa (1 cucharada)	1	24	6	16/3½	2	E	E	M
Sándwich de rosbif, en un panecillo, con rábano picante	1	35	7	14/7	2	E	E	M
Sándwich tipo *sub* de 6" (pan blanco)*								
De jamón (con miel y mostaza)	1	51	7	5/1	4	E	E	M
De pavo	1	44	6	4½/1	4	E	E	M
De pechuga de pollo asada	1	45	8	5/1	4	E	E	M
De rosbif	1	43	7	5/1½	4	E	E	M
Sándwich tipo *sub* de 6" (pan de grano entero)*								
De jamón (con miel y mostaza)	1	53	9	5/1½	4	E	R	R
De pavo	1	46	7	4½/1½	4	E	B	B
De pechuga de pollo asada	1	47	9	5/1½	4	E	B	B
De pechuga de pavo y jamón	1	47	8	5/1½	4	E	B	B
De rosbif	1	45	8	5/2	4	E	B	B

*incluye lechuga, tomate, cebolla, pimiento verde, aceitunas y pepinillos

HAMBURGUESAS, SÁNDWICHES Y *WRAPS* DE COMIDA RÁPIDA (*CONTINUACIÓN*)

Alimento	Ración	Total de carbohidratos (g)	Total de azúcar (g)	Grasa/Grasa saturada (g)	Fibra (g)	Fase Nº1	Fase Nº2	Fase Nº3
Sándwich tipo *wrap* (con tortilla de trigo integral)*								
De jamón	1	24	1	4/1½	2	E	B	B
De pavo	1	23	1	3/½	2	E	B	B
De pechuga de pavo y jamón	1	24	1	3½/1	2	E	B	B
De pollo asado	1	24	2	4½/1	2	E	B	B
Tacos (con carne molida normal)	1	13	1	10/4	1	E	E	E
Taco suave de tocino, lechuga y tomate	1	22	3	23/8	2	E	E	E
Wrap de fajitas de pollo	1	51	3	20/5	3	E	E	E
Sándwich tipo *wrap* (con tortilla de harina de trigo blanca)*								
De jamón	1	20	2	4½/1½	0	E	E	M
De pavo	1	19	2	3½/½	0	E	E	M
De pechuga de pavo y jamón	1	19	2	4/1	0	E	E	M
De pollo asado	1	20	3	5/1	0	E	E	M

*incluye la tortilla, carne, pimiento verde, lechuga rallada, cebolla y aceitunas

PAPAS DE COMIDA RÁPIDA

Alimento	Ración	Total de carbohidratos (g)	Total de azúcar (g)	Grasa/Grasa saturada (g)	Fibra (g)	Fase Nº1	Fase Nº2	Fase Nº3
Papa blanca grande al horno con cáscara, con crema agria	Papa de 10 onzas	61	3	3½/2	7	E	E	M
Papa blanca grande al horno con cáscara, sin aderezo	Papa de 10 onzas	61	3	0/0	7	E	E	M
Papas a la francesa								
Orden grande	1	73	1	33/7	6	E	E	E
Orden mediana	1	49	1	22/5	4	E	E	E
Orden pequeña	1	32	1	14/3	3	E	E	E
Puré de papas con *gravy*	5 onzas	23	3	6/3½	2	E	E	E

POLLO DE COMIDA RÁPIDA

Alimento	Ración	Total de carbohidratos (g)	Total de azúcar (g)	Grasa/Grasa saturada (g)	Fibra (g)	Fase Nº1	Fase Nº2	Fase Nº3
Alitas *barbecue* con miel	6 piezas (5 onzas)	14	7	1½/½	0	E	E	E
Alitas picantes	6 piezas (5 onzas)	3	0	14/3½	1	E	E	E
Muslo crujiente	1 pieza (3½ onzas)	9	0	18/5	0	E	E	E
Muslo extracrujiente	1 pieza (4 onzas)	12	0	26/7	0	E	E	E
***Nuggets* de pollo**	4 piezas	13	0	1½/½	1	E	E	E
***Nuggets* de pollo**	6 piezas	20	0	17/4	2	E	E	E
***Nuggets* de pollo**	9 piezas	29	0	25/6	2	E	E	E

POLLO DE COMIDA RÁPIDA (*CONTINUACIÓN*)

Alimento	Ración	Total de carbohidratos (g)	Total de azúcar (g)	Grasa/Grasa saturada (g)	Fibra (g)	Fase Nº1	Fase Nº2	Fase Nº3
Pechuga crujiente	1 pieza (5 onzas)	16	0	25/6	0	E	E	E
Pechuga extracrujiente	1 pieza (6 onzas)	20	0	29/8	0	E	E	E
Pierna crujiente	1 pieza (2 onzas)	4	0	9/2	0	E	E	E
Pierna extracrujiente	1 pieza (2½ onzas)	6	0	1⅔	0	E	E	E
Pollo tipo *popcorn*	3½ onzas	21	0	23/6	0	E	E	E

CONDIMENTOS

Algunos condimentos contienen edulcorantes como azúcar, miel, el sirope de maíz o el sirope de maíz alto en fructosa. Asegúrese de leer la lista de ingredientes antes de comprarlos.

Alimento	Ración	Total de carbohidratos (g)	Total de azúcar (g)	Grasa/Grasa saturada (g)	Fibra (g)	Fase Nº1	Fase Nº2	Fase Nº3
Catsup endulzada	1 cda.	4	3	0/0	0	E	E	M
Jugo de limón	1 cda.	1	0	0/0	0	B	B	B
Jugo de limón verde	1 cda.	1	0	0/0	0	B	B	B
Mostaza	1 cdta.	0	0	0/0	0	B	B	B
Rábano picante	1 cdta.	1	0	0/0	0	B	B	B
Salsa de soya	1 cda.	1	0	0/0	0	B	B	B
Salsa para bistec	1 cda.	5	3	0/0	0	R	R	R

Alimento	Ración	Total de carbohidratos (g)	Total de azúcar (g)	Grasa/Grasa saturada (g)	Fibra (g)	Fase Nº1	Fase Nº2	Fase Nº3
Salsa para *chili* endulzada	1 cda.	4	4	0/0	—	E	E	M
Salsa para cóctel endulzada	1 cda.	3	2	0/0	0	E	E	M
Salsa para taco	1 cda.	1	1	0/0	0	B	B	B
Salsa *Tabasco*	1 cda.	0	0	0/0	0	B	B	B
Salsa tártara	1 cda.	2	1	4½/½	0	E	M	M
Salsa *teriyaki*	1 cda.	4	3	½/0	0	E	M	M
Salsa tipo mexicano casera con aceite	2 cdas.	5	2	3/0	0	R	R	R
Salsa tipo mexicano comercial sin aceite	2 cdas.	2	2	0/0	0	B	B	B
Salsa *Worcestershire*	1 cdta.	1	1	0/0	0	B	B	B
Vinagre	2 cdas.	2	2	0/0	0	B	B	B

DESAYUNOS

El ser humano debe consumir mucha más fibra de la que obtenemos a través de la alimentación moderna. La fibra hace más lenta la digestión y por lo tanto ayuda a prevenir fluctuaciones en los niveles de glucosa y de insulina. Los cereales para desayunar, tanto calientes como fríos, pueden ser fuentes excelentes de fibra; elija los que tengan un contenido en fibra de 6 gramos o más. Los cereales calientes de avena son excelentes, pero sólo los que deben cocinarse por algún tiempo; los instantáneos tienen un índice glucémico demasiado alto. Y no se deje engañar por los cereales cuyas cajas indican que son "naturales". Muchos de ellos, incluso la *granola*, contienen bastante azúcar y muy poca fibra. Lo que es aún peor, es posible que contengan aceites hidrogenados.

Los *donuts* son la peor opción para desayunar. Tienen un muy alto contenido de transgrasas y harina muy procesada, así como un índice glucémico muy alto. También evite los *muffins* preparados comercialmente, porque por lo común contienen muchísima azúcar.

ADEREZOS PARA CEREAL

Alimento	Ración	Total de carbohidratos (g)	Total de azúcar (g)	Grasa/Grasa saturada (g)	Fibra (g)	Fase Nº1	Fase Nº2	Fase Nº3
Almendras	6	1	0	4/0	1	B	B	B
Azúcar	1 cdta.	4	4	0/0	0	E	E	M
Germen de trigo	1 cda.	3	1	½/0	2	E	B	B
Miel pura	1 cdta.	6	6	0/0	0	E	M	R
Pasas	1 cda.	7	6	0/0	1	E	R	R
Psyllium	1 cda.	6	0	0/0	4	B	B	B
Salvado de arroz sin procesar	2 cdas.	7	1	3/½	4	E	R	R
Salvado de avena sin procesar	2 cdas.	6	0	1/0	2	E	B	B
Salvado de trigo sin procesar	2 cdas.	5	0	0/0	3	E	B	B
Semilla de lino molida	1 cda.	3	0	3/0	2	B	B	B

BARRAS DE CEREAL

Alimento	Ración	Total de carbohidratos (g)	Total de azúcar (g)	Grasa/Grasa saturada (g)	Fibra (g)	Fase Nº1	Fase Nº2	Fase Nº3
Atkins Morning (Creamy Cinnamon)	1 barra	14	0	8/5	6	E	B	B
Carbolite Crispy Caramel	1 barra	18	0	9/5	2	E	M	M

Alimento	Ración	Total de carbohidratos (g)	Total de azúcar (g)	Grasa/Grasa saturada (g)	Fibra (g)	Fase Nº1	Fase Nº2	Fase Nº3
Milk and Cookies (Honey Nut Cheerios)	1 barra	26	16	4/1½	1	E	E	M
Nutri-Grain Blueberry	1 barra	27	13	3/½	1	E	E	E
Slimfast	1 barra	20	12	5/3	2	E	R	R
South Beach Chocolate	1 barra	15	7	5/3	3	E	B	B
South Beach Cinnamon Raisin	1 barra	15	7	5/2½	3	E	B	B
South Beach Cranberry Almond	1 barra	15	7	5/2	3	E	B	B
South Beach Maple Nut	1 barra	15	7	5/2½	3	E	B	B
South Beach Peanut Butter	1 barra	15	6	5/2	3	E	B	B
Special K	1 barra	18	9	1½/1	0	E	R	R

CEREALES CALIENTES COCINADOS CON AGUA

Alimento	Ración	Total de carbohidratos (g)	Total de azúcar (g)	Grasa/Grasa saturada (g)	Fibra (g)	Fase Nº1	Fase Nº2	Fase Nº3
Alforjón triturado sin cáscara	½ taza	17	1	½/0	2	E	B	B
Avena								
Copos tradicionales	½ taza	13	0	1/0	2	E	B	B
Instantánea	½ taza	11	0	1/0	2	E	E	E
Quick	½ taza	26	2	3/0	2	E	R	R
Steel-cut	½ taza	27	1	3/0	4	E	B	B
Cream of Rice **instantáneo**	½ taza	14	0	0/0	0	E	E	E

CEREALES CALIENTES (*CONTINUACIÓN*)

Alimento	Ración	Total de carbohidratos (g)	Total de azúcar (g)	Grasa/Grasa saturada (g)	Fibra (g)	Fase Nº1	Fase Nº2	Fase Nº3
Cream of Wheat	½ taza	13	0	0/0	0	E	E	E
Cream of Wheat instantáneo	½ taza	13	1	0/0	0	E	E	E
Farina	½ taza	12	1	0/0	0	E	E	E
Maypo	½ taza	16	4	1/0	3	E	E	E
Millo	½ taza	21	0	1/0	1	E	E	E
Salvado de avena	½ taza	13	0	1/0	3	E	B	B

CEREALES FRÍOS SECOS

Alimento	Ración	Total de carbohidratos (g)	Total de azúcar (g)	Grasa/Grasa saturada (g)	Fibra (g)	Fase Nº1	Fase Nº2	Fase Nº3
All-Bran	1 onza (½ taza)	22	5	1½/0	9	E	B	B
All-Bran, extra fiber	1 onza (½ taza)	23	0	1/0	15	E	B	B
Arroz inflado	1 onza (2 tazas)	25	0	0/0	0	E	E	E
Bran Buds	1 onza (⅓ taza)	23	8	½/0	12	E	R	R
Bran Flakes	1 onza (¾ taza)	23	5	½/0	5	E	R	R
Cereal *Uncle Sam's*	2 onzas (1 taza)	36	1	6/0	11	E	B	B
Cheerios	1 onza (1 taza)	21	6	1½/0	3	E	R	R
Corn Chex	1 onza (1 taza)	26	3	0/0	0	E	E	E
Corn Flakes	1 onza (1 taza)	25	2	0/0	1	E	E	E

Alimento	Ración	Total de carbohidratos (g)	Total de azúcar (g)	Grasa/Grasa saturada (g)	Fibra (g)	Fase Nº1	Fase Nº2	Fase Nº3
Corn Pops	1 onza (1 taza)	26	12	0/0	0	E	E	E
Crispix	1 onza (1 taza)	24	3	0/0	0	E	E	E
Fiber One	½ taza	23	1	1/0	14	E	B	B
Fruit Loops	1 onza (1 taza)	25	13	1/0	0	E	E	E
Frosted Flakes	1 onza (¾ taza)	26	12	0/0	0	E	E	E
Golden Grahams	1 onza (¾ taza)	24	10	1/0	1	E	E	E
Granola casera con copos de avena tradicionales, miel y almendras	1 onza (¼ taza)	17	6	5/2	2	E	E	M
Grape Nuts	1 onza (¼ taza)	23	3	½/0	2	E	E	E
Kashi, GoLean original	½ taza	20	5	½/0	7	E	B	B
Kashi, Medley	½ taza	19	5	1/0	2	E	R	R
Kashi, puffed	1 taza	23	1	1/0	2	E	E	E
Life	1 onza (¾ taza)	22	6	1/0	2	E	R	R
Muesli suizo	1 onza (¼ taza)	22	7	2/0	2	E	R	R
Raisin Bran	1 onza (½ taza)	22	9	½/0	3	E	E	M
Rice Chex	1 onza (1¼ taza)	27	2	0/0	0	E	E	E
Rice Krispies	1 onza (1¼ taza)	24	2	0/0	0	E	E	E
Shredded Wheat	½ taza	20	0	0/0	3	E	B	B

CEREALES FRÍOS SECOS (*CONTINUACIÓN*)

Alimento	Ración	Total de carbohidratos (g)	Total de azúcar (g)	Grasa/Grasa saturada (g)	Fibra (g)	Fase Nº1	Fase Nº2	Fase Nº3
Shredded Wheat & Bran	1 onza	23	0	0/0	4	E	B	B
South Beach Diet Toasted Wheats	2 onzas (1¼ tazas)	48	3	1/0	8	E	B	B
South Beach Diet Whole Grain Crunch	1 onza (¾ taza)	21	4	2½/0	4	E	B	B
Special K	1 onza (1 taza)	20	3	0/0	0	E	R	R
Total	1 onza (1⅓ taza)	21	4	½/0	3	E	E	M
Trigo inflado	1 onza (2 tazas)	23	0	0/0	3	E	E	E

PANQUEQUES Y *WAFFLES*

Alimento	Ración	Total de carbohidratos (g)	Total de azúcar (g)	Grasa/Grasa saturada (g)	Fibra (g)	Fase Nº1	Fase Nº2	Fase Nº3
Panqueques								
De alforjón, sencillo, hecho de preparado comercial sin gluten, de 6"	1	20	4	5/1½	2	E	E	M
De papa, casero, de 4"	1	22	1	12/2½	2	E	E	E
De suero de leche, sencillo, hecho de preparado comercial, de 5"	1	19	5	1½/0	1	E	E	E

Alimento	Ración	Total de carbohidratos (g)	Total de azúcar (g)	Grasa/Grasa saturada (g)	Fibra (g)	Fase Nº1	Fase Nº2	Fase Nº3
De trigo integral, hecho de preparado comercial, de 5"	1	19	3	1/0	1	E	E	M
Waffles								
Belgas, congelados	1	29	7	7/1½	2	E	E	E
De arándano, congelados, de 4"	1	15	4	3/0	0	E	E	E
De suero de leche, congelados, 4"	1	14	1	3/0	0	E	E	E

PASTELILLOS

Alimento	Ración	Total de carbohidratos (g)	Total de azúcar (g)	Grasa/Grasa saturada (g)	Fibra (g)	Fase Nº1	Fase Nº2	Fase Nº3
Croissant de queso, mediano	1	27	6	12/6	1	E	E	E
Croissant sencillo	1	26	6	12/7	1	E	E	E
Donuts								
Bavarian crème	1	33	12	1½/½	0	E	E	E
Boston crème	1	38	17	1⅓	0	E	E	E
Cruller con azúcar glas	1	38	12	16/4½	2	E	E	E
Cruller glaseado	1	51	30	16/4	1	E	E	E
De chocolate	1	18	6	13/3	0	E	E	E
De chocolate con glaseado de chocolate	1	34	17	22/6	1	E	E	E
Éclair de chocolate con flan	1	21	12	13/3½	0	E	E	E
Minidonuts glaseados tipo *Munchkin*	1	7	5	3/½	0	E	E	E

PASTELILLOS (*CONTINUACIÓN*)

Alimento	Ración	Total de carbohidratos (g)	Total de azúcar (g)	Grasa/Grasa saturada (g)	Fibra (g)	Fase N°1	Fase N°2	Fase N°3
Rellenos de jalea	1	28	15	13/3½	0	E	E	E
Sencillos con glaseado de chocolate	1	34	17	22/6	1	E	E	E
Sencillos con glaseado de vainilla	1	33	19	24/7	0	E	E	E
Muffins								
De arándano	1 peq.	27	11	4/1	1	E	E	E
De *chocolate chip*	2 onzas	26	8	7/2½	0	E	E	E
De limón con semilla de amapola	2 onzas	34	11	8/0	0	E	E	E
De salvado	2 onzas	24	8	7/1½	2	E	M	M
De zanahoria	2 onzas	26	8	1½/0	2	E	E	E
Sin grasa	2 onzas	26	14	0/0	0	E	E	E
Muffins ingleses								
De pasas y canela	1	28	2	1½/0	2	E	E	E
De trigo integral*	1	27	2	1½/0	4	E	E	M
Sencillos	1	26	2	1/0	2	E	E	M
Panecillo de manzana sin grasa	1	43	22	0/0	0	E	E	E
Panecillo de miel, glaseado	1	29	14	10/2½	0	E	E	E
Panecillo de pasas y canela con almíbar	1 med.	43	20	14/2½	2	E	E	E

*A menos que sea de 100% trigo integral o grano entero

Alimento	Ración	Total de carbohidratos (g)	Total de azúcar (g)	Grasa/Grasa saturada (g)	Fibra (g)	Fase Nº1	Fase Nº2	Fase Nº3
Panecillo dulce relleno de jalea	1	45	20	13/3½	2	E	E	E
Pastelillos para la tostadora								
Relleno de fruta	1	37	17	5/1	1	E	E	E
Relleno de fruta con glaseado (de arándano)	1	37	18	5/1	1	E	E	E
Strudel con fruta	1	29	10	4/1	2	E	E	E
***Scone* normal**	1 med.	26	6	9/2½	1	E	E	E
***Scone* sin grasa**	1 peq.	14	4	0/0	5	E	E	E

SÁNDWICHES PARA DESAYUNO, DE COMIDA RÁPIDA

Alimento	Ración	Total de carbohidratos (g)	Total de azúcar (g)	Grasa/Grasa saturada (g)	Fibra (g)	Fase Nº1	Fase Nº2	Fase Nº3
***Biscuit* con tocino, huevo y queso**	1	31	3	31/10	1	E	E	E
***Biscuit* con tocino y huevo**	1	27	3	24/7	1	E	E	E
Croissant								
Con jamón, huevo y queso	1	24	3	34/17	0	E	E	E
Con salchicha, huevo y queso	1	25	3	38/18	0	E	E	E
Con tocino, huevo y queso	1	24	3	28/15	0	E	E	E
***Muffin* inglés con huevo, queso y tocino canadiense**	1	28	3	13/5	2	E	E	E

La mayoría de las galletas y las meriendas envasadas contienen transgrasas y deben evitarse. Sin embargo, existen algunas galletas para merienda horneadas que son integrales (*whole-wheat*); estas no contienen transgrasas y pueden consumirse en mayores cantidades.

DIPS

Alimento	Ración	Total de carbohidratos (g)	Total de azúcar (g)	Grasa/Grasa saturada (g)	Fibra (g)	Fase Nº1	Fase Nº2	Fase Nº3
Almeja	2 cdas.	3	1	4/3	0	E	E	E
Berenjena (*baba ghannoush*)	2 cdas.	2	0	3/0	1	B	B	B
Chile y queso	2 cdas.	3	1	2½/1	0	E	E	M
Crema agria y cebolla	2 cdas.	2	1	4/3	0	E	E	E
Frijol negro	2 cdas.	5	1	0/0	0	B	B	B
Guacamole (aguacate)	2 cdas.	3	1	5/1	2	B	B	B
Hummus	2 cdas.	4	1	2½/0	2	B	B	B
Queso azul de grasa reducida	2 cdas.	7	2	7/1	0	E	E	M
Queso para nachos	2 cdas.	2	1	5/3	0	E	E	E
Ranch de grasa reducida	2 cdas.	3	1	4½/⅔	0	E	E	M
Tocino y rábano picante	2 cdas.	3	1	5/3	0	E	E	E

GALLETAS Y GALLETITAS

Alimento	Ración	Total de carbohidratos (g)	Total de azúcar (g)	Grasa/Grasa saturada (g)	Fibra (g)	Fase Nº1	Fase Nº2	Fase Nº3
Galletas con mantequilla redondas	1 onza	18	3	7/1	0	E	E	E
Galletas con queso	1 onza	16	0	7/2½	0	E	E	E
Galletas con sabor a ostra	1 onza	20	0	3/0	0	E	E	E
Galletas de agua	1 onza	23	0	3/0	0	E	E	E
Galletas de trigo molido por piedra al 100%	1 onza	19	0	5/1	3	E	M	M
Galletas horneadas de trigo integral al 100%	1 onza	19	0	5/1	3	E	B	B
Galletas *matzo*	1 onza	24	1	0/0	0	E	E	M
Galletas *matzo* de trigo integral	1 onza	22	1	0/0	3	E	R	R
Galletas tipo sándwich rellenas de queso	1 pqte.	17	1	6/1½	0	E	E	E
Galletitas de animalitos	1 onza	21	4	4/1	0	E	E	E
Galletitas tipo sándwich rellenas de crema de cacahuate	1 pqte.	17	3	7/1½	0	E	E	E
Pan crujiente de centeno	2 tzos.	3	0	0/0	3	E	B	B
Saltines	1 onza	20	0	3/0	0	E	E	E
Soda crackers	1 onza	20	0	3/0	0	E	E	E
Tostadas *Melba*	1 onza	22	1	1/0	2	E	E	M

MERIENDAS (REFRIGERIOS, TENTEMPIÉS)

Alimento	Ración	Total de carbohidratos (g)	Total de azúcar (g)	Grasa/Grasa saturada (g)	Fibra (g)	Fase Nº1	Fase Nº2	Fase Nº3
Cecina de res	1 onza	3	3	7/3	0	E	E	E
Chex tradicionales para fiesta	1 onza	18	3	5/1½	2	E	E	E
Cracker Jack sencillos	1 onza	23	15	2/0	1	E	E	E
Hojuelas de *bagel*	1 onza	21	0	3/½	2	E	E	E
Hojuelas de maíz	1 onza	16	0	9/1½	1	E	E	E
Hojuelas de plátano endulzadas	1 onza	20	5	8/7	1	E	E	E
Manzana acaramelada	1 med.	54	45	4/3	1	E	E	E
Merienda de fruta seca tipo *Fruit Roll-Ups*	1 onza (2 tzos.)	24	14	1/0	0	E	E	M
Mezcla tradicional de pasas y frutos secos	1 onza	13	12	8/1½	1	E	E	E
Palomitas de maíz								
De queso	2 tazas	11	0	7/1½	2	E	E	E
Hechas a presión, con 1 cucharadita de aceite	2 tazas	12	0	5/0	2	E	M	R
Hechas a presión, con 1 cucharadita de mantequilla	2 tazas	12	0	4½/2½	2	E	M	R
Hechas a presión, sin sabor	2 tazas	12	0	0/0	2	E	B	B
Para microondas, sin sabor	2 tazas	17	0	7/2	2	E	M	R

Alimento	Ración	Total de carbohidratos (g)	Total de azúcar (g)	Grasa/Grasa saturada (g)	Fibra (g)	Fase Nº1	Fase Nº2	Fase Nº3
Papitas fritas								
De grasa reducida	1 onza	19	0	6/1	2	E	E	E
Palitos de papa	1 onza	15	0	10/2½	1	E	E	E
Sencillas	1 onza	15	0	10/3	1	E	E	E
Sin grasa	1 onza	24	1	0/0	2	E	E	E
Pastitas de hojaldre con queso	1 onza	15	1	10/2	0	E	E	E
Pretzels								
Bajos en grasa	1 onza	22	0	1/0	1	E	E	E
De trigo integral	1 onza	23	0	½/0	2	E	E	E
Duros al horno	1 onza	22	1	1/0	0	E	E	E
Sin grasa	1 onza	22	1	0/0	1	E	E	E
Suaves con mostaza	3 onzas	59	0	2½/½	1	E	E	E
Tortitas de arroz								
De sabor	1	8	2	0/0	0	E	E	E
Sin sabor	1	7	0	0/0	0	E	E	E
Totopos	1 onza	18	0	7/1	2	E	E	E

EDULCORANTES Y SUSTITUTOS DE AZÚCAR

Los azúcares naturales son los que se encuentran en alimentos como los productos lácteos (lactosa) y las frutas (fructosa). Algunos azúcares refinados son la miel, el sirope de arce (*maple*) y el azúcar de mesa. La mayoría de los azúcares ocupan una posición entre baja y moderada en el índice glucémico. El azúcar de mesa (sucrosa) tiene una posición moderada y puede incluirse como parte de una golosina ocasional o como ingrediente para productos horneados en la Tercera Fase.

No obstante, el azúcar es el ingrediente que más se agrega a los alimentos procesados que consumimos. La persona común ingiere aproximadamente 33 cucharaditas de azúcar agregada a los alimentos todos los días. Muchas veces se añade sirope de maíz alto en fructosa incluso a los productos que contienen sustitutos de azúcar. Lea y compare las etiquetas y haga su elección sabiamente.

ALMÍBARES (SIROPES)

Alimento	Ración	Total de carbohidratos (g)	Total de azúcar (g)	Grasa/Grasa saturada (g)	Fibra (g)	Fase Nº1	Fase Nº2	Fase Nº3
Miel comercial	1 cdta.	6	6	0/0	0	E	E	E
Miel pura	1 cdta.	6	6	0/0	0	E	M	R
Sirope de arce puro	1 cdta.	4	4	0/0	0	E	M	R
Sirope de maíz alto en fructosa	1 cdta.	5	5	0/0	0	E	E	E
Sirope para panqueques, de arce de imitación	1 cdta.	5	4	0/0	0	E	M	R
Sirope para panqueques de calorías reducidas, de arce de imitación	1 cdta.	2	2	0/0	0	E	M	R

AZÚCAR DE CAÑA

Alimento	Ración	Total de carbohidratos (g)	Total de azúcar (g)	Grasa/Grasa saturada (g)	Fibra (g)	Fase Nº1	Fase Nº2	Fase Nº3
Azúcar blanca, granulada	1 cdta.	4	4	0/0	0	E	M	R
Azúcar cruda, turbinada	1 cdta.	4	4	0/0	0	E	M	R
Azúcar morena	1 cdta.	4	4	0/0	0	E	R	M

MERMELADAS Y "MANTEQUILLAS" DE FRUTA

Alimento	Ración	Total de carbohidratos (g)	Total de azúcar (g)	Grasa/Grasa saturada (g)	Fibra (g)	Fase Nº1	Fase Nº2	Fase Nº3
Confitura de azúcar reducida	1 cda.	9	7	0/0	0	E	E	M
Confitura normal	1 cda.	13	13	0/0	0	E	E	M
"Mantequilla" 100% de fruta	1 cda.	10	8	0/0	0	E	E	M
"Mantequilla" de manzana	1 cda.	6	5	0/0	0	E	E	M
Mermelada de naranja	1 cda.	13	12	0/0	0	E	E	M
Mermelada *light*	1 cda.	8	5	0/0	0	E	E	M
Mermelada normal	1 cda.	13	13	0/0	0	E	E	M

OTROS AZÚCARES

Alimento	Ración	Total de carbohidratos (g)	Total de azúcar (g)	Grasa/Grasa saturada (g)	Fibra (g)	Fase Nº1	Fase Nº2	Fase Nº3
Fructosa	1 cda.	10	10	0/0	0	E	M	R
Sucrosa	1 cda.	10	10	0/0	0	E	M	R

SUSTITUTOS DE AZÚCAR

Alimento	Ración	Total de carbohidratos (g)	Total de azúcar (g)	Grasa/Grasa saturada (g)	Fibra (g)	Fase Nº1	Fase Nº2	Fase Nº3
Equal (aspartame)	1 cdta.	3	0	0/0	0	P	P	P
Splenda (sucralosa)	1 cdta.	1	0	0/0	0	P	P	P
Sprinkle Sweet (sacarina)	1 cdta.	1	0	0/0	0	P	P	P

SUSTITUTOS DE AZÚCAR (*CONTINUACIÓN*)

Alimento	Ración	Total de carbohidratos (g)	Total de azúcar (g)	Grasa/Grasa saturada (g)	Fibra (g)	Fase Nº1	Fase Nº2	Fase Nº3
Sugar Twin (sacarina)	1 cdta.	0	0	0/0	0	P	P	P
Sweet'N Low (sacarina)	1 cdta.	0	0	0/0	0	P	P	P
Sweet One (acesulfame-K)	1 cdta.	1	0	0/0	0	P	P	P
Sweet-Ten (sacarina)	1 cdta.	0	0	0/0	0	P	P	P

ENSALADAS Y ALIÑOS PARA ENSALADA

Las ensaladas preparadas, como las de atún o huevo, pueden caber en su dieta de vez en cuando, pero las mejores son las compuestas por verduras mixtas de hojas verdes y una sabrosa vinagreta.

ENSALADAS

Alimento	Ración	Total de carbohidratos (g)	Total de azúcar (g)	Grasa/Grasa saturada (g)	Fibra (g)	Fase Nº1	Fase Nº2	Fase Nº3
Antipasto	1 taza	5	1	10/5	2	E	E	E
Coleslaw tradicional endulzado	½ taza	9	5	7/1	1	E	R	R
Ensalada de atún tradicional con huevo	½ taza	17	5	8/1½	3	B	B	B
Ensalada de camarón	½ taza	3	2	8/1½	0	B	B	B
Ensalada César con aliño	1 taza	15	2	15/3	2	B	B	B
Ensalada de frijol	1 taza	23	4	8/1	8	B	B	B

Alimento	Ración	Total de carbohidratos (g)	Total de azúcar (g)	Grasa/Grasa saturada (g)	Fibra (g)	Fase N°1	Fase N°2	Fase N°3
Ensalada de fruta fresca	1 taza	25	22	½/0	3	E	R	B
Ensalada de huevo	½ taza	1	1	28/5	0	B	B	B
Ensalada del chef con pavo, jamón y queso, sin aliño	1 taza	3	0	11/5	1	R	R	R
Ensalada de macarrones tradicional con huevo	1 taza	29	5	37/4	2	E	E	E
Ensalada de papa tradicional con huevo	1 taza	33	9	15/3	6	E	E	E
Ensalada de pasta con vinagreta italiana	1 taza	33	5	16/3	1	E	E	M
Ensalada de pepino adobada en vinagreta	½ taza	6	5	10/0	0	B	B	B
Ensalada de pollo a la parrilla	½ taza	13	9	10/3	3	B	B	B
Ensalada de *tabbouleh*	½ taza	8	1	8/1	2	E	B	B
Ensalada de tomate con queso *mozzarella* semidescremado	1 taza	5	2	12/7	0	B	B	B
Ensalada de *tortellini* con *pesto*	1 taza	38	6	20/6	3	E	E	E
Ensalada griega con aceitunas y queso *feta*	1 taza	42	8	1⅔	5	B	B	B
Ensalada verde mixta	1 taza	5	2	0/0	2	B	B	B
Ensalada *Waldorf*	1 taza	12	6	4¼/½	3	E	E	M

ALIÑOS PARA ENSALADA

Los aliños (aderezos) pueden ser unas verdaderas trampas para muchas personas a dieta porque con frecuencia esconden azúcares y grasas. No obstante, tal como se demuestra abajo, es posible encontrar marcas que corresponden a los principios de nutrición de la dieta South Beach. Asegúrese de leer las etiquetas con cuidado.

Alimento	Ración	Total de carbohidratos (g)	Total de azúcar (g)	Grasa/Grasa saturada (g)	Fibra (g)	Fase Nº1	Fase Nº2	Fase Nº3
De queso azul, de grasa reducida	2 cdas.	2	1	7/1½	0	R	R	R
De queso azul, normal	2 cdas.	1	0	16/2	0	R	R	R
Estilo francés								
De grasa reducida	2 cdas.	6	5	3/0	0	M	M	M
Normal	2 cdas.	5	5	14/2	0	R	R	R
Sin grasa	2 cdas.	11	7	0/0	0	E	E	E
Estilo italiano								
De grasa reducida	2 cdas.	3	2	9/1	0	R	R	R
Normal	2 cdas.	3	3	14/2	0	B	B	B
Sin grasa	2 cdas.	4	3	0/0	0	E	E	E
Estilo *Ranch*								
De grasa reducida	2 cdas.	4	1	9/1½	0	R	R	R
Normal	2 cdas.	1	1	16/2½	0	B	B	B
Sin grasa	2 cdas.	11	2	0/0	0	E	E	E
Estilo ruso								
De grasa reducida	2 cdas.	6	4	5/1	0	R	R	R
Normal	2 cdas.	3	3	10/1½	0	B	B	B
Sin grasa	2 cdas.	9	5	0/0	0	E	E	E

Alimento	Ración	Total de carbohidratos (g)	Total de azúcar (g)	Grasa/Grasa saturada (g)	Fibra (g)	Fase Nº1	Fase Nº2	Fase Nº3
Mil islas								
De grasa reducida	2 cdas.	7	5	5/1	0	R	R	R
Normal	2 cdas.	5	4	10/1½	0	B	B	B
Sin grasa	2 cdas.	9	5	0/0	1	E	E	E
Para ensalada César, de grasa reducida	2 cdas.	6	5	2/0	0	R	R	R
Para ensalada César, normal	2 cdas.	2	2	12/2½	0	B	B	B
Vinagreta balsámica normal	2 cdas.	4	3	14/2	0	B	B	B
Vinagreta balsámica sin grasa	2 cdas.	6	5	0/0	0	E	E	E

FRIJOLES Y LEGUMBRES

Los frijoles y las legumbres son una fuente excelente de fibra soluble, la cual hace que el estómago se vacíe y la glucosa se absorba más lentamente, además de que puede bajar el nivel de colesterol en la sangre y contribuir a la pérdida de peso. Los frijoles también representan una fuente excelente de proteínas para los vegetarianos. Las proteínas de soya, mismas que se encuentran en los frijoles de soya y los productos derivados de ellos, bajan el nivel del colesterol LDL "malo". Recomendamos que consuma en abundancia estos alimentos saludables.

Evite los frijoles de lata que contengan azúcar morena (mascabado), manteca o melado (melaza). *Nota*: En inglés estos se llaman, respectivamente, *brown sugar*, *lard* y *molasses*.

FRIJOLES DE SOYA

Alimento	Ración	Total de carbohidratos (g)	Total de azúcar (g)	Grasa/Grasa saturada (g)	Fibra (g)	Fase Nº1	Fase Nº2	Fase Nº3
Frijoles de soya amarillos fermentados (*natto*)	½ taza	13	3	10/1½	5	B	B	B
Frijoles de soya amarillos hervidos	½ taza	9	3	8/1	5	B	B	B
Frijoles de soya negros de lata	½ taza	9	1	2/0	5	B	B	B
Frijoles de soya verdes (*edamame*), hervidos	½ taza	10	2	6/1	4	B	B	B

FRIJOLES, HABAS Y LENTEJAS

Alimento	Ración	Total de carbohidratos (g)	Total de azúcar (g)	Grasa/Grasa saturada (g)	Fibra (g)	Fase Nº1	Fase Nº2	Fase Nº3
Chícharo partido, hervido	½ taza	21	3	0/0	8	B	B	B
Chili con carne, de lata	½ taza	11	1	12/4½	3	E	E	E
Chili con frijoles, de lata	½ taza	16	2	5/2½	5	B	B	B
Chili con pavo y frijoles de lata	½ taza	13	3	1½/0	3	B	B	B
Chili vegetariano de lata	½ taza	19	3	0/0	5	B	B	B
Frijoles *adzuki* hervidos	½ taza	19	2	0/0	8	B	B	B
Frijoles al horno								
Caseros, con azúcar	½ taza	27	11	6½/2½	7	E	E	E
Con carne de cerdo, de lata	½ taza	25	8	2/1	7	R	R	R

Alimento	Ración	Total de carbohidratos (g)	Total de azúcar (g)	Grasa/Grasa saturada (g)	Fibra (g)	Fase Nº1	Fase Nº2	Fase Nº3
Con carne de res, de lata	½ taza	22	6	5/2	7	R	R	R
Con miel y mostaza, de lata	½ taza	31	12	0/0	7	E	E	E
Con tocino y azúcar morena, de lata	½ taza	29	13	3/1	7	E	E	E
Vegetarianos sencillos, de lata	½ taza	24	4	0/0	6	B	B	B
Frijoles blancos pequeños, cocidos	½ taza	24	2	½/0	6	B	B	B
Frijoles *calico* preparados	½ taza	24	2	0/0	9	B	B	B
Frijoles de caritas, congelados	½ taza	20	3	1/0	4	B	B	B
Frijoles colorados, de lata y escurridos	½ taza	28	2	½/0	11	B	B	B
Frijoles *mung* cocidos	½ taza	17	2	0/0	6	B	B	B
Frijoles negros de lata	½ taza	17	1	0/0	6	B	B	B
Frijoles negros *turtle soup*, remojados y hervidos	½ taza	23	4	0/0	5	B	B	B
Frijoles pintos, de lata	½ taza	18	1	1/0	6	B	B	B
Frijoles refritos								
Preparados con aceite de maíz	½ taza	20	1	5/1	8	R	R	R
Preparados con manteca	½ taza	24	1	6/2	7	E	E	E
Sin grasa, de lata	½ taza	24	1	0/0	7	B	B	B

FRIJOLES, HABAS Y LENTEJAS (*CONTINUACIÓN*)

Alimento	Ración	Total de carbohidratos (g)	Total de azúcar (g)	Grasa/Grasa saturada (g)	Fibra (g)	Fase Nº1	Fase Nº2	Fase Nº3
Garbanzos de lata, escurridos	½ taza	27	1	1/0	5	B	B	B
Garbanzos (*hummus* casero)	½ taza	25	2	11/1½	5	B	B	B
Habas blancas congeladas, recalentadas	½ taza	18	2	0/0	5	B	B	B
Habas blancas hervidas	½ taza	20	2	½/0	6	B	B	B
Habas blancas secas de lata	½ taza	18	1	0/0	5	B	B	B
Lentejas cafés hervidas	½ taza	20	2	0/0	8	B	B	B
Lentejas rosadas o rojas, hervidas	½ taza	24	2	0/0	7	B	B	B

BROTES DE FRIJOLES

Alimento	Ración	Total de carbohidratos (g)	Total de azúcar (g)	Grasa/Grasa saturada (g)	Fibra (g)	Fase Nº1	Fase Nº2	Fase Nº3
Brotes de frijoles *mung*, crudos	½ taza	3	1	0/0	1	B	B	B
Brotes de habas blancas, crudos	½ taza	4	1	0/0	1	B	B	B
Brotes de lenteja, crudos	½ taza	9	1	0/0	2	B	B	B

FRUTAS Y JUGOS DE FRUTA

A causa de su contenido de carbohidratos, fibra, vitaminas y minerales, es posible comer la mayoría de las frutas con frecuencia después de la Primera Fase. Algunas contienen mucho azúcar y su consumo debe restringirse. Recomendamos consumir las frutas naturales y evitar las enlatadas en almíbar (sirope), así como los jugos de fruta comerciales procesados. Los jugos de fruta comerciales con frecuencia concentran el azúcar de la fruta sin nada de fibra. Obtendrá beneficios alimenticios mucho mayores si come la fruta natural. Si necesita un vaso de jugo de naranja (china) por la mañana, lo mejor es exprimirlo usted mismo.

FRUTA DE LATA

Alimento	Ración	Total de carbohidratos (g)	Total de azúcar (g)	Grasa/Grasa saturada (g)	Fibra (g)	Fase Nº1	Fase Nº2	Fase Nº3
Albaricoque en almíbar ligera	½ taza	21	17	0/0	2	E	M	M
Cóctel de fruta en jugo natural	½ taza	15	13	0/0	1	E	M	M
Melocotones								
En almíbar espesa	½ taza	26	23	0/0	2	E	E	E
En almíbar ligera	½ taza	18	17	0/0	2	E	M	M
En jugo natural	½ taza	14	13	0/0	2	E	M	R
Pera en mitades, en almíbar ligera	½ taza	19	15	0/0	2	E	M	M
Pera en mitades, en jugo natural	½ taza	16	12	0/0	2	E	M	M

FRUTA FRESCA

Alimento	Ración	Total de carbohidratos (g)	Total de azúcar (g)	Grasa/Grasa saturada (g)	Fibra (g)	Fase Nº1	Fase Nº2	Fase Nº3
Albaricoque	3 peqs. (5 onzas)	16	13	0/0	3	E	B	B
Arándanos	¾ taza	16	11	0/0	3	E	B	B
Arándanos agrios	½ taza	6	2	0/0	2	E	B	B
Cantaloup	1 taza	13	12	0/0	1	E	B	B

FRUTA FRESCA (*CONTINUACIÓN*)

Alimento	Ración	Total de carbohidratos (g)	Total de azúcar (g)	Grasa/Grasa saturada (g)	Fibra (g)	Fase Nº1	Fase Nº2	Fase Nº3
Cerezas agrias sin hueso	1 taza	19	13	0/0	2	E	B	B
Cerezas dulces sin hueso	1 taza	24	21	0/0	3	E	R	R
Ciruela	2 pequeñas (5 onzas)	20	11	1/0	2	E	B	B
Frambuesas	1 taza	15	5	1/0	8	E	B	B
Fresas	1 taza	11	7	0/0	3	E	B	B
Kiwi	1 mediano (3 onzas)	12	8	0/0	3	E	B	B
Limón	1 mediano (3 onzas)	5	1	0/0	2	B	B	B
Limón verde	1 mediano (3 onzas)	7	0	0/0	2	B	B	B
Mandarina	1 mediana (4 onzas)	15	12	0/0	2	E	B	B
Mango	1 pequeño (3½ onzas)	17	15	½/0	2	E	B	B
Manzana	1 pequeña (4 onzas)	17	15	0/0	2	E	B	B
Melocotón	1 mediana (4 onzas)	11	9	0/0	2	E	B	B
Naranja	1 pequeña (6 onzas)	20	16	0/0	4	E	B	B
Nectarina	1 pequeña (5 onzas)	16	12	½/0	2	E	B	B
Papaya	1 pequeña (8 onzas)	22	13	0/0	4	E	B	B

Alimento	Ración	Total de carbohidratos (g)	Total de azúcar (g)	Grasa/Grasa saturada (g)	Fibra (g)	Fase Nº1	Fase Nº2	Fase Nº3
Pera	1 mediana (4 onzas)	18	11	0/0	4	E	B	B
Piña	1 taza	20	14	0/0	2	E	R	R
Plátano amarillo maduro	1 pequeño (3½ onzas)	23	12	0/0	3	E	B	B
Puré de manzana sin edulcorante	½ taza	14	12	0/0	2	E	R	R
Sandía	1 taza	12	10	0/0	0	E	M	M
Toronja	½ grande	13	12	0/0	2	E	B	B
Uvas rojas o verdes	1 taza (3¼ onzas) (20 uvas)	16	15	0/0	0	E	B	B

FRUTA SECA

Alimento	Ración	Total de carbohidratos (g)	Total de azúcar (g)	Grasa/Grasa saturada (g)	Fibra (g)	Fase Nº1	Fase Nº2	Fase Nº3
Albaricoque	1 onza	18	12	0/0	1	E	B	B
Ciruela seca sin hueso	1 onza	18	12	0/0	2	E	R	B
Dátiles sin hueso	1 onza	21	18	0/0	2	E	E	M
Higos	1 onza	18	14	0/0	3	E	M	R
Manzana	1 onza	19	16	0/0	2	E	B	B
Pasa de Corinto	1 onza	21	19	0/0	2	E	E	M
Pasas	1 onza	22	18	0/0	2	E	M	R

JUGOS DE FRUTA SIN EDULCORANTE

Alimento	Ración	Total de carbohidratos (g)	Total de azúcar (g)	Grasa/Grasa saturada (g)	Fibra (g)	Fase Nº1	Fase Nº2	Fase Nº3
De albaricoque, néctar	½ taza	18	17	0/0	0	E	E	M
De ciruela	½ taza	21	8	0/0	2	E	M	R
De mango, néctar	½ taza	19	18	0/0	0	E	E	M
De manzana (*cider*)	½ taza	15	13	0/0	0	E	E	R
De manzana (*juice*)	½ taza	14	14	0/0	0	E	E	R
De melocotón, néctar	½ taza	17	17	0/0	0	E	E	M
De naranja, jugo fresco	½ taza	13	10	0/0	0	E	M	R
De naranja, preparado con concentrado congelado	½ taza	13	10	0/0	0	E	E	M
De papaya, néctar	½ taza	18	17	0/0	0	E	E	M
De pera, néctar	½ taza	20	19	0/0	0	E	E	M
De piña	½ taza	15	12	0/0	0	E	E	M
De toronja, jugo fresco	½ taza	12	11	0/0	0	E	M	R
De uva	½ taza	16	16	0/0	0	E	E	R

FRUTOS SECOS, CREMAS DE FRUTOS SECOS Y SEMILLAS

Abundan las pruebas de los beneficios que los frutos secos aportan a la salud. Se trata de una excelente fuente de grasas buenas y proteínas y se ha demostrado que su consumo reduce el riesgo de sufrir un ataque cardíaco. La almendra, el cacahuate, el coquito del Brasil (castaña de Pará), el pistache y otros muchos frutos secos son buenas opciones. La nuez es particularmente rica en ácidos grasos omega-3. Al parecer las cremas naturales de frutos secos ofrecen los mismos beneficios para la salud que los frutos secos como tales, pero es importante leer las etiquetas para asegurarse de que no haya aceites hidrogenados entre los ingredientes. La marca *Smuckers*, por ejemplo, tiene una crema natural de cacahuate preparada sin transgrasas que es una buena alternativa. No obstante, si bien los frutos secos son una excelente fuente de grasas buenas, también resulta muy fácil exagerar en su consumo, lo cual puede impedir que se baje de peso. Cuide las cantidades.

CREMAS DE FRUTOS SECOS

Alimento	Ración	Total de carbohidratos (g)	Total de azúcar (g)	Grasa/Grasa saturada (g)	Fibra (g)	Fase Nº1	Fase Nº2	Fase Nº3
Crema de almendra	1 cda.	3	2	9/1	0	B	B	B
Crema de avellana	1 cda.	3	2	10/½	1	B	B	B
Crema de cacahuate de grasa reducida	1 cda.	8	3	6/1½	1	M	M	M
Crema de cacahuate sin azúcar adicional, recién molida	1 cda.	4	1	8/1	1	B	B	B
Crema de nuez de la India	1 cda.	5	1	7/1½	0	B	B	B
Crema de "nuez" de soya	1 cda.	6	1	6/1	1	B	B	B
Crema de pistache	1 cda.	5	2	9/1	2	B	B	B
Crema de *tahini*	1 cda.	2	0	9/1	0	B	B	B

FRUTOS SECOS

Alimento	Ración	Total de carbohidratos (g)	Total de azúcar (g)	Grasa/Grasa saturada (g)	Fibra (g)	Fase Nº1	Fase Nº2	Fase Nº3
Almendra, cruda o tostada	1 onza	7	2	14/1	3	B	B	B
Avellana, tostada	1 onza	5	1	17/1½	3	B	B	B
Cacahuate, tostado	1 onza	6	1	14/2	2	B	B	B
Coquito del Brasil, crudo	1 onza	4	1	19/4½	2	B	B	B
Nuez de Castilla seca	1 onza	4	1	18/1½	2	B	B	B
Nuez de la India, tostada	1 onza	10	2	14/2½	1	B	B	B
Nuez de macadamia, cruda	1 onza	5	2	20/1½	2	B	B	B
"Nuez" de soya tostada	1 onza	9	0	7/1	5	B	B	B
Pacana, seca	1 onza	5	1	20/2	3	B	B	B
Piñón seco	1 onza	4	1	19/1½	1	B	B	B
Pistache sin cáscara	1 onza	8	2	13/1½	3	B	B	B

SEMILLAS

Alimento	Ración	Total de carbohidratos (g)	Total de azúcar (g)	Grasa/Grasa saturada (g)	Fibra (g)	Fase Nº1	Fase Nº2	Fase Nº3
Amapola	1 cda.	2	1	4/0	0	B	B	B
Calabaza (pepitas)	1 cda.	2	0	1/0	0	B	B	B
Girasol	1 cda.	2	0	4½/0	0	B	B	B
Semilla de lino	1 cda.	3	0	3½/0	3	B	B	B
Sésamo	1 cda.	2	0	4½/½	1	B	B	B

GOLOSINAS Y BARRAS DE CONFITURA

La mayoría de los dulces son azúcar pura y deben evitarse.

No obstante, si quiere darse un gustito, la mejor opción es una pequeña cantidad de chocolate oscuro. Lo único negativo del chocolate es su contenido de azúcar. El chocolate oscuro contiene menos azúcar que otros tipos.

Actualmente es posible comprar muchas variedades de golosinas bajas en carbohidratos, sin azúcar o para diabéticos. Muchas utilizan alcoholes de azúcar, como el sorbitol o el manitol, como edulcorantes. Estos alcoholes de azúcar saben dulces, pero permanecen en los intestinos en lugar de ser absorbidos por el torrente sanguíneo. Consumir golosinas con un alto contenido en alcoholes de azúcar puede provocar trastornos estomacales y diarrea.

Alimento	Ración	Total de carbohidratos (g)	Total de azúcar (g)	Grasa/Grasa saturada (g)	Fibra (g)	Fase Nº1	Fase Nº2	Fase Nº3
Almendras recubiertas de algarroba	1 onza	13	7	10/5	1	E	E	M
Almendras recubiertas de chocolate con leche	1 onza	19	6	10/6	1	E	E	M
Barra de chocolate								
Con almendras	1½ onza	23	18	15/7	3	E	E	E
Relleno de turrón de almendras	2 onza	46	28	6/5	1	E	E	E
Sencilla	1½ onza	25	19	13/6	1	E	E	E
Cacahuates recubiertos de chocolate y caramelo	1 onza	11	7	12/4½	2	E	E	M
Caramelo de goma	1 onza	28	25	0/0	0	E	E	E
Caramelo duro sin azúcar, con edulcorante artificial	1 onza	26	0	0/0	0	R	R	R
Caramelo duro de la marca *Life Savers*, de menta	1 onza	28	18	0/0	0	E	E	E

GOLOSINAS Y BARRAS DE CONFITURA (*CONTINUACIÓN*)

Alimento	Ración	Total de carbohidratos (g)	Total de azúcar (g)	Grasa/Grasa saturada (g)	Fibra (g)	Fase N°1	Fase N°2	Fase N°3
Caramelos de maíz	1 onza	26	26	0/0	0	E	E	E
Chicle sin azúcar, con sorbitol	1 trozo	2	0	0/0	0	R	R	R
Fudge de chocolate con nuez	1 onza	17	19	7/3½	0	E	E	E
Fudge de crema de cacahuate	1 onza	22	15	2/0	0	E	E	E
Golosina de fruta de la marca *Skittles*	1 onza	26	22	1/0	0	E	E	E
Jelly beans	1 onza	27	17	0/0	0	E	E	E
Kisses de chocolate de leche	1 onza	17	14	9/5	0	E	E	E
Kisses de chocolate oscuro	1 onza	17	15	9/6	0	E	M	R
Malvaviscos, tamaño regular	2	12	10	0/0	0	E	E	E
"Nuez" de soya tostada recubierta de chocolate	1 onza	14	12	8/4	4	E	E	M
Ositos de goma	1 onza	28	25	0/0	0	E	E	E
Palanqueta de cacahuate	1 onza	22	19	3½/½	0	E	E	E
Pasas recubiertas de chocolate	1 onza	19	17	5/3	1	E	E	M

HELADO Y POSTRES CONGELADOS

El helado no cabe dentro de la dieta South Beach, aunque es posible disfrutar una cantidad pequeña *muy* de vez en cuando. Mejor opte por *fudge* o paletas de fruta, ambos sin azúcar.

BARRAS Y PALETAS DE HELADO

Alimento	Ración	Total de carbohidratos (g)	Total de azúcar (g)	Grasa/Grasa saturada (g)	Fibra (g)	Fase Nº1	Fase Nº2	Fase Nº3
Barra de la marca *Klondike*	1 de 3½ onzas	24	19	19/19	0	E	E	M
Cono de la marca *Nutty Buddy*	1	22	16	14/6	1	E	E	E
Paleta de agua sin azúcar	1	3	0	0/0	0	B	B	B
Paleta de *fudge* sin azúcar	1	9	2	0/0	0	B	B	B
Paleta de jugo de fruta, endulzada (*Dole*)	1	16	16	0/0	1	E	E	M
Sándwich de helado	1	22	15	6/3	0	E	E	M

HELADO

Alimento	Ración	Total de carbohidratos (g)	Total de azúcar (g)	Grasa/Grasa saturada (g)	Fibra (g)	Fase Nº1	Fase Nº2	Fase Nº3
Bajo en grasa								
De vainilla, con un 50% menos de grasa	½ taza	17	15	3/2	0	E	E	M
Napolitano sin azúcar	½ taza	15	4	4/2½	3	E	E	M
Normal								
De chocolate	½ taza	17	16	8/5	1	E	E	M
De fresa	½ taza	15	15	7/4	0	E	E	M
De melocotón	½ taza	17	16	6/4	0	E	E	M
De vainilla	½ taza	14	14	10/6	0	E	E	M

HELADO (*CONTINUACIÓN*)

Alimento	Ración	Total de carbohidratos (g)	Total de azúcar (g)	Grasa/Grasa saturada (g)	Fibra (g)	Fase Nº1	Fase Nº2	Fase Nº3
Premium								
De *butter pecan*	½ taza	14	13	12/5	0	E	E	M
De *chocolate chip* con menta	½ taza	25	22	20/11	1	E	E	M
De *cookies and cream*	½ taza	20	17	10/6	0	E	E	M
De nuez de macadamia	½ taza	20	18	24/12	0	E	E	M
De vainilla francesa, *light*	½ taza	18	14	4/2	0	E	E	M

POSTRES CONGELADOS

Alimento	Ración	Total de carbohidratos (g)	Total de azúcar (g)	Grasa/Grasa saturada (g)	Fibra (g)	Fase Nº1	Fase Nº2	Fase Nº3
***Ice milk* de vainilla, chocolate o fresa**	½ taza	17	16	2/1½	0	E	E	M
Postre congelado de *tofu*	½ taza	22	15	10/4	0	E	E	M
Raspado con almíbar de sabor	6 onzas	64	16	0/0	0	E	E	E
Yogur congelado								
De chocolate, bajo en grasa	½ taza	21	17	2/1	1	E	E	M
De chocolate, normal	½ taza	21	17	5/3	2	E	E	M
De chocolate, sin grasa	½ taza	21	16	0/0	1	E	E	M
De vainilla o fruta, bajo en grasa	½ taza	17	17	1½/1	0	E	E	M
De vainilla o fruta, normal	½ taza	21	16	41/⅔	0	E	E	M

HUEVOS, PLATOS CON HUEVO Y SUSTITUTOS DE HUEVO

La buena noticia es que está bien comer huevos. Es cierto que contienen mucho colesterol, pero también son bajos en grasa saturada. Brindan muchas proteínas y la yema es una buena fuente de vitamina E natural. Efectivamente hacen que el nivel de colesterol aumente un poco, pero también incrementa el nivel de colesterol HDL o "bueno". Los *omelettes* son una forma excelente de incluir muchas verduras saludables en el desayuno, mientras que los huevos cocidos duros tienen la ventaja de poderse preparar de manera rápida y cómoda. Si no le gustan las yemas, una buena opción son los *omelettes* de clara de huevo preparados con el sustituto de huevos *Egg Beaters*. Por lo tanto, si le encantan los huevos, ¡disfrútelos!

HUEVOS FRESCOS

Alimento	Ración	Total de carbohidratos (g)	Total de azúcar (g)	Grasa/Grasa saturada (g)	Fibra (g)	Fase Nº1	Fase Nº2	Fase Nº3
Clara solamente (huevo grande)	1 grande	0	0	0/0	0	B	B	B
Extragrandes	1	0	0	6/2	0	B	B	B
Grandes	1	0	0	5/1½	0	B	B	B
Medianos	1	0	0	4½/1½	0	B	B	B
Pequeños	1	0	0	3½/1	0	B	B	B
Yema solamente (huevo grande)	1 grande	0	0	4½/1½	0	B	B	B

HUEVOS (TIPOS VARIOS)

Alimento	Ración	Total de carbohidratos (g)	Total de azúcar (g)	Grasa/Grasa saturada (g)	Fibra (g)	Fase Nº1	Fase Nº2	Fase Nº3
De codorniz	3	0	0	3/0	0	B	B	B
De ganso	1 grande	2	1	19/5	0	E	E	E
De pato	1 grande	1	1	10/2½	0	E	E	E
De pavo	1 grande	1	0	9/3	0	E	E	E
Enriquecidos con ácidos grasos omega-3	1 grande	0	0	4/1	0	B	B	B

PLATOS A BASE DE HUEVO

Alimento	Ración	Total de carbohidratos (g)	Total de azúcar (g)	Grasa/Grasa saturada (g)	Fibra (g)	Fase Nº1	Fase Nº2	Fase Nº3
Cocido, 1 grande	1 ración	0	0	5/1½	0	B	B	B
Endiablados, 2 mitades	1 ración	1	1	10/2½	0	B	B	B
Estrellados, 1 huevo grande con 1 cucharadita de mantequilla	1 ración	0	0	10/4	0	R	R	R
Estrellados, 1 huevo grande con 1 cucharadita de margarina sin transgrasas	1 ración	0	0	6/1½	0	B	B	B
Omelette con 2 huevos								
Con 1 onza de queso normal	1 ración	1	1	19/9	0	R	R	R
Con 1 onza de queso normal y 1 onza de jamón	1 ración	1	1	22/10	0	R	R	R

Alimento	Ración	Total de carbohidratos (g)	Total de azúcar (g)	Grasa/Grasa saturada (g)	Fibra (g)	Fase Nº1	Fase Nº2	Fase Nº3
Ingredientes adicionales: verduras	½ taza	4–5	2	10/3	2	B	B	B
Sencillo, con 1 cucharadita de mantequilla	1 ración	1	1	14/5	0	R	R	R
Sencillo, con 1 cucharadita de margarina sin transgrasas	1 ración	1	1	1⅓	0	B	B	B
Omelette con 3 huevos								
Con 2 onzas de queso normal	1 ración	2	1	34/17	0	R	R	R
Con 2 onzas de queso normal y 2 onzas de jamón	1 ración	2	1	39/18	0	R	R	R
Sencillo, con 2 cucharaditas de mantequilla	1 ración	1	1	22/9	0	R	R	R
Sencillo, con 2 cucharaditas de margarina sin transgrasas	1 ración	1	1	17/5	0	B	B	B
Omelettes con sustitutos de huevo								
½ taza de sustituto de huevo con 1 cucharadita de mantequilla	1 ración	1	1	8/3	0	R	R	R

PLATOS A BASE DE HUEVO (*CONTINUACIÓN*)

Alimento	Ración	Total de carbohidratos (g)	Total de azúcar (g)	Grasa/Grasa saturada (g)	Fibra (g)	Fase Nº1	Fase Nº2	Fase Nº3
***Omelettes* con sustitutos de huevo (*continuación*)**								
½ taza de sustituto de huevo con 1 cucharadita de margarina sin transgrasas	1 ración	1	1	5/1	0	B	B	B
Ingredientes adicionales: jamón	1 onza	1	1	8/2	0	B	B	B
Ingredientes adicionales: queso de grasa reducida	1 onza	1	1	11/5	0	B	B	B
Ingredientes adicionales: verduras	½ taza	4–5	2	5/1	0	B	B	B
En escabeche, 1 huevo grande	1 ración	0	0	5/1½	0	B	B	B
Escalfado, 1 huevo grande	1 ración	0	0	5/1½	0	B	B	B
Revuelto								
1 huevo grande con 1 cucharadita de leche descremada y 1 cucharadita de mantequilla	1 ración	1	1	9/4	0	R	R	R
1 huevo grande con 1 cucharada de leche descremada y 1 cucharadita de margarina sin transgrasas	1 ración	1	1	6/1½	0	B	B	B

Alimento	Ración	Total de carbohidratos (g)	Total de azúcar (g)	Grasa/Grasa saturada (g)	Fibra (g)	Fase Nº1	Fase Nº2	Fase Nº3
2 huevos grandes con 2 cucharadas de leche descremada y 2 cucharaditas de mantequilla	1 ración	2	2	18/8	0	R	R	R
2 huevos grandes con 2 cucharadas de leche descremada y 2 cucharaditas de margarina sin transgrasas	1 ración	2	2	1⅔/½	0	B	B	B

SUSTITUTOS DE HUEVO

Alimento	Ración	Total de carbohidratos (g)	Total de azúcar (g)	Grasa/Grasa saturada (g)	Fibra (g)	Fase Nº1	Fase Nº2	Fase Nº3
En polvo	⅓ onza	2	2	1/0	0	B	B	B
Líquido	¼ taza	0	0	2/0	0	B	B	B

LECHE, PRODUCTOS LÁCTEOS Y SUSTITUTOS DE LECHE

Los productos lácteos son excelentes fuentes de calcio y de proteínas y muy buenos como merienda (refrigerio, tentempié). No obstante, los productos lácteos de grasa entera, como la mantequilla, el queso, la leche, la crema y el helado de grasa entera, contienen grandes cantidades de grasa saturada. Al seleccionar un producto lácteo, busque las variedades sin grasa (descremadas) o bajas en grasa (semidescremadas) de leche, yogur natural o yogur endulzado con aspartame. Estos productos contienen lactosa, el azúcar de la leche, cuyo índice glucémico moderado es más bajo que el de otros azúcares simples. También busque leche de soya y bebidas de soya bajas en grasa, las cuales contienen más proteínas y menos grasa que la leche de vaca.

CREMAS Y SUSTITUTOS DE CREMA

Alimento	Ración	Total de carbohidratos (g)	Total de azúcar (g)	Grasa/Grasa saturada (g)	Fibra (g)	Fase Nº1	Fase Nº2	Fase Nº3
Crema								
Half & half	2 cdas.	1	0	3/2	0	M	M	M
Light	2 cdas.	1	0	6/3½	0	R	R	R
Mediana	2 cdas.	1	0	7/4½	0	M	M	M
Crema agria								
De grasa reducida	2 cdas.	1	0	3½/2	0	B	B	B
De imitación, sin sabor	2 cdas.	2	2	6/5	0	R	R	R
Normal, sin sabor	2 cdas.	1	0	6/4	0	E	E	M
Sin grasa	2 cdas.	5	2	0/0	0	B	B	B
Sustituto no lácteo de crema agria, sin sabor	2 cdas.	3	0	3/0	0	B	B	B
Crema para batir								
Espesa, batida	¼ taza	1	1	11/7	0	E	E	M
Espesa, batida, hecha con ½ taza de crema líquida	1 taza	3	3	44/27	0	E	E	M
Espesa, líquida	1 cda.	1	1	6/3½	0	E	E	M
Light, batida	¼ taza	1	1	9/6	0	E	E	M
Light, batida, hecha con ½ taza de crema líquida	1 taza	4	4	37/23	0	E	E	M
Light, líquida	1 cda.	1	1	41/⅔	0	E	E	M
Sustitutos de crema batida								
Crema batida a presión	2 cdas.	1	0	1½/1	0	R	R	R

Alimento	Ración	Total de carbohidratos (g)	Total de azúcar (g)	Grasa/Grasa saturada (g)	Fibra (g)	Fase Nº1	Fase Nº2	Fase Nº3
Crema batida para postre, congelada, extracremosa	2 cdas.	2	2	2/2	0	M	M	M
Crema batida para postre, congelada, *light*	2 cdas.	2	1	1/1	0	B	B	B
Crema batida para postre, congelada, no láctea	2 cdas.	2	1	2/2	0	B	B	B
Sustitutos de crema no lácteos								
En polvo, original	1 cdta.	1	0	½/½	0	B	B	B
Líquido del refrigerador, con sabor y endulzante	2 cdas.	14	12	3/0	0	E	E	E
Líquido del refrigerador, *light*	2 cdas.	1	0	1½/½	0	B	B	B
Líquido del refrigerador, normal, sin sabor	2 cdas.	4	1	2½/½	0	R	R	R
Líquido del refrigerador, sin grasa	2 cdas.	4	0	0/0	0	B	B	B

LECHE Y LECHES NO LÁCTEAS

Alimento	Ración	Total de carbohidratos (g)	Total de azúcar (g)	Grasa/Grasa saturada (g)	Fibra (g)	Fase Nº1	Fase Nº2	Fase Nº3
Baja en lactosa								
Semidescremada al 1%	8 onzas líquidas	13	12	2½/1½	0	B	B	B
Semidescremada al 2%	8 onzas líquidas	13	12	5/3	0	E	M	R
Sin grasa	8 onzas líquidas	12	12	0/0	0	B	B	B
Leche con chocolate								
De leche entera	8 onzas líquidas	26	24	8/5	2	E	E	E
Semidescremada al 1%	8 onzas líquidas	26	22	3/1½	0	E	E	E
Semidescremada al 2%	8 onzas líquidas	26	25	5/3	1	E	E	E
Leche de lata								
Condensada endulzada, descremada	2 cdas.	24	24	0/0	0	E	E	E
Condensada endulzada, normal	2 cdas.	21	21	3½/2	0	E	E	E
Condensada endulzada, semi-descremada	2 cdas.	23	23	1½/1	0	E	E	E
Evaporada, descremada	2 cdas.	4	4	0/0	0	B	B	B
Evaporada, entera	2 cdas.	3	3	2½/1½	0	E	E	E
Evaporada, se-midescremada	2 cdas.	3	3	½/½	0	B	B	B

Alimento	Ración	Total de carbohidratos (g)	Total de azúcar (g)	Grasa/Grasa saturada (g)	Fibra (g)	Fase Nº1	Fase Nº2	Fase Nº3
Leche en polvo								
Descremada	1 onza	15	15	0/0	0	B	B	B
Entera	1 onza	11	11	8/4½	0	E	E	M
Suero de leche	1 onza	14	14	2/1	0	B	B	B
Leche de vaca								
Enriquecida con proteínas, semi-descremada al 1%	8 onzas líquidas	14	11	3/2	0	E	E	E
Entera, al 3½%	8 onzas líquidas	11	11	8/4½	0	E	M	R
Semidescremada al 2%	8 onzas líquidas	13	13	5/3	0	E	M	R
Semidescremada/ light, al 1%	8 onzas líquidas	12	12	2½/1½	0	B	B	B
Sin grasa/descremada	8 onzas líquidas	12	12	0/0	0	B	B	B
Otras leches y kéfir								
Kéfir, sin sabor (sin grasa)	8 onzas líquidas	11	11	0/0	0	B	B	B
Leche acidófila, semidescremada al 1%	8 onzas líquidas	12	12	3/1½	0	B	B	B
Leche acidófila, semidescremada al 2%	8 onzas líquidas	12	12	5/3	0	E	M	R
Leche de cabra, entera	8 onzas líquidas	11	11	10/7	0	E	E	M
Leche de cabra, semidescremada	8 onzas líquidas	9	9	3/1	0	B	B	B

119

LECHE Y LECHES NO LÁCTEAS (*CONTINUACIÓN*)

Alimento	Ración	Total de carbohidratos (g)	Total de azúcar (g)	Grasa/Grasa saturada (g)	Fibra (g)	Fase Nº1	Fase Nº2	Fase Nº3
Rompope, de grasa reducida	4 onzas líquidas	20	19	4½/2½	0	E	E	M
Rompope, normal	4 onzas líquidas	25	24	9/5	0	E	E	E
Suero de leche semidescremado al 1%	8 onzas líquidas	13	12	2½/1½	0	B	B	B
Suero de leche semidescremado al 2%	8 onzas líquidas	12	12	5/2	0	R	R	R

LECHE DE SOYA

Alimento	Ración	Total de carbohidratos (g)	Total de azúcar (g)	Grasa/Grasa saturada (g)	Fibra (g)	Fase Nº1	Fase Nº2	Fase Nº3
De chocolate, del refrigerador	8 onzas líquidas	23	19	4/0	3	E	E	M
De vainilla, del refrigerador	8 onzas líquidas	10	7	4/½	1	E	M	R
Sin edulcorante, del refrigerador	8 onzas líquidas	5	1	4/½	1	B	B	B
Sin sabor, del refrigerador	8 onzas líquidas	8	4	4/0	0	B	B	B
Sustituto de crema de soya, del refrigerador	2 cucharadas	6	6	2/0	0	B	B	B

YOGUR

Alimento	Ración	Total de carbohidratos (g)	Total de azúcar (g)	Grasa/Grasa saturada (g)	Fibra (g)	Fase Nº1	Fase Nº2	Fase Nº3
Con fruta								
Bajo en grasa, bebible	8 onzas	36	34	3/2½	0	E	E	E
Bajo en grasa, endulzado con azúcar	8 onzas	43	37	2/1½	0	E	E	E
De leche entera, endulzado con azúcar	8 onzas	38	31	6/3	1	E	E	E
Light, sin grasa, con edulcorante artificial	8 onzas	18	17	0/0	1	E	R	R
Sin grasa, endulzado con azúcar	8 onzas	22	17	0/0	0	E	E	E
De soya con fruta, endulzado con jugo de caña evaporado	8 onzas	38	28	3/0	1	E	E	E
De soya natural	8 onzas	22	12	3/0	1	B	B	B
Natural								
Bajo en grasa	8 onzas	16	16	4/2½	0	B	B	B
De leche entera	8 onzas	11	11	7/5	0	E	E	M
Sin grasa	8 onzas	18	12	0/0	0	B	B	B

PAN Y PRODUCTOS PANIFICADOS

Al igual que los cereales, el pan y los productos panificados pueden disfrutarse con frecuencia si se eligen los correctos. Los panes integrales son la mejor opción. Cualquier producto de grano entero debe decir "*100% whole wheat*" (100 por ciento de trigo integral), "*100 percent whole grain*", (100 por ciento de cereales integrales) o "*100% whole grain rye*" (100 por ciento de centeno integral). Cuídese de los panes que sólo indiquen "*whole wheat*" (trigo integral) o "*multigrain*" (multigrano). Si bien es posible que se hayan conservado algunos nutrientes en estos productos, su índice glucémico por lo general es igual de alto que el del pan blanco. Busque por lo menos 3 gramos de fibra por ración. Sin embargo, recuerde que según los lineamientos de la Segunda Fase debe moderar su consumo de panes y féculas una vez que los reintroduzca a su dieta.

Cualquier producto que diga "*fortified*" (enriquecido) significa que ha sido procesado y que se han eliminado vitaminas y nutrientes esenciales. Es poco probable que el intento de devolver las vitaminas de manera artificial a un producto resulte satisfactorio. Evite los alimentos "enriquecidos" y los panes comerciales que incluyan aceites hidrogenados (*hydrogenated oils*).

PAN

Alimento	Ración	Total de carbohidratos (g)	Total de azúcar (g)	Grasa/Grasa saturada (g)	Fibra (g)	Fase Nº1	Fase Nº2	Fase Nº3
Bagels								
De arándano	3 onzas (1 med.)	40	10	2/0	5	E	E	E
De huevo	3 onzas (1 med.)	47	1	2/0	2	E	E	E
De pasas y canela	3 onzas (1 med.)	49	2	1½/0	2	E	E	E
De semilla de amapola	3 onzas (1 med.)	48	1	1½/0	2	E	E	E
De trigo integral o multigrano	3 onzas (1 med.)	48	2	1/0	8	E	M	R
Sencillo, de cebolla o de sésamo	3 onzas (1 med.)	48	1	1½/0	2	E	E	E
Pan								
100% de trigo integral	1 reb.	13	2	1/0	3	E	B	B

Alimento	Ración	Total de carbohidratos (g)	Total de azúcar (g)	Grasa/Grasa saturada (g)	Fibra (g)	Fase Nº1	Fase Nº2	Fase Nº3
Alto en proteínas	1 reb.	12	1	1/0	1	E	R	R
Árabe blanco sin levadura, de 6"	1	33	1	½/0	1	E	M	M
Árabe de trigo sin levadura, de 6"	1	35	1	1½/0	5	E	B	B
De arroz (blanco), bajo en amilosa	1 reb.	11	0	2/0	0	E	R	R
De arroz (integral), alto en amilosa	1 reb.	11	0	3½/0	0	E	R	R
Blanco enriquecido	1 reb.	14	1	1/0	1	E	E	E
Blanco francés	1 reb.	12	0	1/0	0	E	E	E
De alforjón	1 reb.	14	1	1/0	3	E	R	R
De cebada	1 reb.	16	1	1/0	2	E	R	R
De centeno, con semilla de lino	1 reb.	15	2	1/0	5	E	B	B
De centeno, de masa fermentada	1 reb.	15	0	1/0	3	E	R	R
De centeno, ligero	1 reb.	12	0	0/0	4	E	R	R
De maíz, pre-parado con mezcla comercial	Cdro. de 3"	41	4	9/2½	2	E	E	E
De miel y avena	1 reb.	15	2	1/0	2	E	E	M
De papa	1 reb.	14	1	1/0	1	E	E	E
De pasas y canela	1 reb.	14	4	1/0	2	E	E	E
De salvado de avena	1 reb.	11	1	1/0	3	E	R	R

PAN (*CONTINUACIÓN*)

Alimento	Ración	Total de carbohidratos (g)	Total de azúcar (g)	Grasa/Grasa saturada (g)	Fibra (g)	Fase Nº1	Fase Nº2	Fase Nº3
Pan (*continuación*)								
De soya y semilla de lino	1 reb.	6	0	1/0	4	E	R	R
De trigo germinado	1 reb.	13	1	1/0	3	E	R	R
De trigo integral con harina de trigo enriquecida	1 reb.	13	6	1/0	2	E	M	M
De trigo integral molido por piedra	1 reb.	13	3	1/0	3	E	B	B
De trigo quebrado grueso	1 reb.	14	1	1/0	3	E	B	B
Focaccia	1 reb.	30	2	1½/0	1	E	E	E
Francés	1 reb.	15	0	0/0	0	E	E	E
Italiano	1 reb.	14	1	1/0	1	E	E	E
Multigrano o de 7 granos	1 reb.	15	1	1/0	3	E	B	B
Pumpernickel, integral	1 reb.	13	1	1/0	3	E	B	B
Sin gluten ni trigo	1 reb.	11	1	3½/0	1	E	M	M
Vienna	1 reb.	14	0	1/0	1	E	E	E

PRODUCTOS PANIFICADOS

Alimento	Ración	Total de carbohidratos (g)	Total de azúcar (g)	Grasa/Grasa saturada (g)	Fibra (g)	Fase Nº1	Fase Nº2	Fase Nº3
Crutones sin sabor, secos	½ taza	21	1	2/0	1	E	E	E
Envoltura dura para taco, horneada	1	8	0	3/0	0	E	E	E

Alimento	Ración	Total de carbohidratos (g)	Total de azúcar (g)	Grasa/Grasa saturada (g)	Fibra (g)	Fase Nº1	Fase Nº2	Fase Nº3
Palitos de pan sencillos	2	15	1	1/0	0	E	E	E
Panecillos								
De centeno de masa fermentada	1	29	1	1½/0	2	E	R	R
De grano entero	1	29	1	2½/0	4	E	B	B
De papa	1	28	4	2/½	1	E	E	E
Kaiser	1	30	3	2½/0	1	E	E	E
Para hamburguesa	1	21	5	2/0	0	E	E	M
Para *hoagie*	1	62	5	9/5	3	E	E	E
Para salchicha/ *hot dog*	1	20	3	2/1	0	E	E	M
Pan rallado								
Blanco suave	½ taza	11	1	1/0	1	E	E	E
Seco, sin sabor	¼ taza	19	1	2/0	1	E	E	E
Sin gluten ni trigo	¼ taza	11	1	3½/0	0	E	M	R
Relleno de pan, preparado	½ taza	22	3	9/2	3	E	E	E
Tortilla suave de harina de trigo sin levadura, de 6"	1	22	0	3/0	2	E	R	R
Tortilla suave de maíz sin levadura, de 6"	1	12	0	½/0	1	E	E	M

PASTA Y PLATOS DE PASTA

La dieta South Beach recomienda la pasta de trigo integral. Recomendamos que la hierva hasta que apenas quede suave o bien *al dente*. Asimismo, para reducir el tamaño de las porciones, procure comerla para acompañar el pescado o el pollo, no como plato fuerte.

Disfrute su pasta con una salsa de tomate (jitomate) baja en azúcar. Las investigaciones han demostrado que el tomate se absorbe de manera más eficiente cuando se aprovecha para preparar salsas o pasta de tomate. Es un detalle importante, porque se ha comprobado que el licopeno ayuda a prevenir el cáncer de próstata.

PASTA COCIDA

Alimento	Ración	Total de carbohidratos (g)	Total de azúcar (g)	Grasa/Grasa saturada (g)	Fibra (g)	Fase Nº1	Fase Nº2	Fase Nº3
Capellini de sémola	1 taza	43	2	1/0	2	E	M	R
Espaguetis de sémola	1 taza	41	1	1/0	2	E	M	R
Espaguetis de trigo integral	1 taza	39	1	1/0	6	E	B	B
Fettuccine de huevo, con espinaca	1 taza	40	2	2/1	2	E	M	R
Linguine de sémola	1 taza	42	1	1/0	2	E	M	R
Macarrones de sémola	1 taza	39	2	1/0	2	E	M	R
Macarrones de trigo integral	1 taza	38	1	1/0	4	E	B	B
Pasta de arroz integral	1 taza	39	1	2/0	1	E	E	M
Pasta de huevo casera, sin sabor, con espinaca o tomate	1 taza	40	1	2/0	2	E	M	R
Pasta de maíz sin gluten	1 taza	39	3	1/0	1	E	E	E
Vermicelli de sémola	1 taza	42	2	1/0	2	E	M	R

PLATOS DE PASTA PREPARADOS CON PASTA DE SÉMOLA

Alimento	Ración	Total de carbohidratos (g)	Total de azúcar (g)	Grasa/Grasa saturada (g)	Fibra (g)	Fase Nº1	Fase Nº2	Fase Nº3
Espaguetis								
Con albóndigas y salsa marinara	1 taza	29	6	10/2	8	E	M	R
Con salsa blanca de almeja	1 taza	43	5	20/2½	2	E	E	M
Con salsa marinara	1 taza	32	6	3/½	4	E	M	R
Con salsa roja de almeja	1 taza	41	8	8/1	3	E	M	R
***Gnocchi*, bolas de papa**	1 taza	75	11	3/1½	4	E	E	M
Lasaña con espinaca, vegetariana, casera	1 taza	41	7	10/6	5	E	M	R
Lasaña con salsa de carne, casera	1 taza	38	6	16/8	3	E	E	M
Macarrones con queso al horno, caseros	1 taza	30	6	14/9	1	E	E	M
Macarrones con queso hechos con preparado comercial	1 taza	49	8	18/4½	1	E	E	E
Pasta primavera	1 taza	51	7	4/1	5	E	M	R
Ravioles de carne con salsa de carne	1 taza	36	7	17/6	3	E	E	M
Ravioles de carne con salsa de tomate	1 taza	38	10	18/6	3	E	E	M
***Tortellini* de queso con salsa de tomate**	1 taza	43	2	10/4	3	E	E	M

PEPINILLOS, PIMIENTOS Y *RELISH*

Todos los pepinillos, los pimientos y los *relish* están bien, siempre y cuando no sean endulzados.

Alimento	Ración	Total de carbohidratos (g)	Total de azúcar (g)	Grasa/Grasa saturada (g)	Fibra (g)	Fase Nº1	Fase Nº2	Fase Nº3
Bread and butter pickles, endulzados	3	5	5	0/0	0	E	E	E
Chiles jalapeños en escabeche	2 enteros	2	1	0/0	0	B	B	B
Chiles verdes picados	2 cdas.	2	1	0/0	0	B	B	B
Chucrut, escurrido	½ taza	3	1	0/0	2	B	B	B
Gherkin, dulce	1 med.	5	5	0/0	1	E	E	E
Pepinillo	1 grande	5	2	0/0	2	R	R	R
Pimientos enteros asados, rojos o amarillos, de frasco	½ pimiento	2	1	2/0	0	B	B	B
Relish dulce de pepinillo *gherkin*, endulzado	1 cda.	5	5	0/0	0	E	M	M

PESCADO Y MARISCOS

Todos los pescados contienen poca grasa saturada, y muchos una grasa buena, los ácidos grasos omega-3. Aparentemente, los ácidos grasos omega-3 que se encuentran en el aceite de pescado nos benefician de varias maneras. Además de ayudar a prevenir ataques cardíacos y derrames cerebrales, existen pruebas de que el aceite de pescado ayuda a prevenir o a tratar las depresiones, la artritis, la colitis, el asma y la piel reseca. También es posible que nos ayude a bajar de peso.

Anteriormente se consideraba que los mariscos, como el camarón, contenían mucho colesterol, por lo que las personas preocupadas por su dieta los evitaban. Sin embargo, se ha demostrado que esto no es cierto.

Con la dieta South Beach usted puede disfrutar todos los mariscos que quiera. No obstante, lo que sí está causando cada vez mayor preocupación es el contenido en mercurio de los pescados. Por este motivo se debe restringir el consumo de atún enlatado y pez espada a no más de una vez por semana.

MARISCOS COCIDOS

Alimento	Ración	Total de carbohidratos (g)	Total de azúcar (g)	Grasa/Grasa saturada (g)	Fibra (g)	Fase Nº1	Fase Nº2	Fase Nº3
Almeja	1 docena (3 onzas)	0	0	1/0	0	B	B	B
Ástaco	3 onzas	0	0	1/0	0	B	B	B
Camarón	3 onzas	0	0	1½/0	0	B	B	B
Cangrejo								
Blue crab, de caparazón blando	3 onzas	0	0	1/0	0	B	B	B
Buey del Pacífico	3 onzas	0	0	1/0	0	B	B	B
Coronado, pata	3 onzas	0	0	½/0	0	B	B	B
Langosta	3 onzas	0	0	1/0	0	B	B	B
Mejillones	3 onzas	0	0	2/0	0	B	B	B
Ostras	6 medianas (3 onzas)	0	0	1½/0	0	B	B	B
Vieiras	3 onzas	0	0	½/0	0	B	B	B

PESCADO AL HORNO O ASADO

Alimento	Ración	Total de carbohidratos (g)	Total de azúcar (g)	Grasa/Grasa saturada (g)	Fibra (g)	Fase Nº1	Fase Nº2	Fase Nº3
Ángel de mar	3 onzas	0	0	1½/0	0	B	B	B
Abadejo	3 onzas	0	0	½/0	0	B	B	B
Arenque	3 onzas	0	0	8/1½	0	B	B	B
Arenque ahumado	3 onzas	0	0	10/1½	0	B	B	B
Atún fresco	3 onzas	0	0	4/1	0	B	B	B
Bacalao fresco	3 onzas	0	0	½/0	0	B	B	B
Bagre	3 onzas	0	0	2/0	0	B	B	B
Caballa	3 onzas	0	0	1⅔	0	B	B	B
Carpa	3 onzas	0	0	5/1	0	B	B	B
Eperlano arco iris	3 onzas	0	0	2/0	0	B	B	B
Esturión	3 onzas	0	0	3½/1	0	B	B	B
Gallineta	3 onzas	0	0	1½/0	0	B	B	B
Hipogloso	3 onzas	0	0	2/0	0	B	B	B
Lenguado	3 onzas	0	0	1/0	0	B	B	B
Lingcod, greenling	3 onzas	0	0	½/0	0	B	B	B
Lubina	3 onzas	0	0	1½/0	0	B	B	B
Lubina estriada	3 onzas	0	0	2/0	0	B	B	B
Lucio	3 onzas	0	0	½/0	0	B	B	B
Mahi mahi	3 onzas	0	0	½/0	0	B	B	B
Merluza	3 onzas	0	0	1/0	0	B	B	B
Mero	3 onzas	0	0	1/0	0	B	B	B
Pámpano de Florida	3 onzas	0	0	8/3	0	B	B	B
Pargo	3 onzas	0	0	1/0	0	B	B	B
Pescado blanco ahumado	3 onzas	0	0	1/0	0	B	B	B
Pez espada	3 onzas	0	0	3½/1	0	B	B	B

Alimento	Ración	Total de carbohidratos (g)	Total de azúcar (g)	Grasa/Grasa saturada (g)	Fibra (g)	Fase Nº1	Fase Nº2	Fase Nº3
Platija	3 onzas	0	0	1/0	0	B	B	B
Pomátomo	3 onzas	0	0	3½/1	0	B	B	B
Rabirubia	3 onzas	0	0	4½/1	0	B	B	B
Reloj anaranjado	3 onzas	0	0	½/0	0	B	B	B
Rodaballo	3 onzas	0	0	3/0	0	B	B	B
Salmón								
Ahumado (*lox*)	3 onzas	0	0	3½/1	0	B	B	B
King, chinook	3 onzas	0	0	9/2½	0	B	B	B
Rojo, *sockeye*	3 onzas	0	0	7/1½	0	B	B	B
Rosa, *chum*	3 onzas	0	0	3/0	0	B	B	B
Tiburón	3 onzas	0	0	4/1	0	B	B	B
Trucha arco iris	3 onzas	0	0	4½/1½	0	B	B	B
Trucha marina	3 onzas	0	0	3/1	0	B	B	B

PESCADO DE LATA

Alimento	Ración	Total de carbohidratos (g)	Total de azúcar (g)	Grasa/Grasa saturada (g)	Fibra (g)	Fase Nº1	Fase Nº2	Fase Nº3
Anchoas en aceite, escurridas	3 onzas	0	0	8/2	0	B	B	B
Atún								
Blanco en aceite, escurrido	3 onzas	0	0	7/1	0	B	B	B
Blanco en agua, escurrido	3 onzas	0	0	2½/½	0	B	B	B
Light en aceite, escurrido	3 onzas	0	0	7/1½	0	B	B	B
Light en agua, escurrido	3 onzas	0	0	½/0	0	B	B	B

PESCADO DE LATA (*CONTINUACIÓN*)

Alimento	Ración	Total de carbohidratos (g)	Total de azúcar (g)	Grasa/Grasa saturada (g)	Fibra (g)	Fase Nº1	Fase Nº2	Fase Nº3
Salmón rosado, escurrido	3 onzas	0	0	5/1½	0	B	B	B
Sardinas								
En aceite, escurridas	3 onzas	0	0	10/1½	0	B	B	B
En agua, sin piel	3 onzas	0	0	1½/½	0	B	B	B
En salsa de mostaza, escurridas	3 onzas	0	0	10/2½	0	B	B	B
En salsa de tomate, escurridas	3 onzas	0	0	9/2½	0	B	B	B

PESCADO EMPANADO (EMPANIZADO)

Alimento	Ración	Total de carbohidatos (g)	Total de azúcar (g)	Grasa/Grasa saturada (g)	Fibra (g)	Fase Nº1	Fase Nº2	Fase Nº3
Almejas fritas	3 onzas	10	2	9/2½	0	E	E	E
Barras de pescado congeladas pre-paradas al horno	3 onzas	20	2	10/2½	1	E	E	E
Camarón frito	3 onzas	10	0	10/2	0	E	E	E
Filete de pescado congelado pre-parado al horno	3 onzas	14	2	15/2	0	E	E	E
Ostras fritas	3 onzas	10	0	1½/½	0	E	E	E
Vieiras fritas	3 onzas	11	1	10/2	0	E	E	E

PIZZA

Si la pizza figura entre sus comidas favoritas, disfrútela de pan delgado con salsa de tomate (jitomate), queso de grasa reducida y/o verduras. Las pizzas de pan grueso y las preparadas con pan francés le causarán problemas. También evite los ingredientes que contengan mucha grasa saturada, como los quesos mixtos, el salchichón (chorizo italiano, *pepperoni*) y la salchicha.

PIZZA DE PAN FRANCÉS, CONGELADA

Alimento	Ración	Total de carbohidratos (g)	Total de azúcar (g)	Grasa/Grasa saturada (g)	Fibra (g)	Fase Nº1	Fase Nº2	Fase Nº3
De queso blanco	1 ración	45	2	25/7	3	E	E	E
De queso *deluxe*	1 ración	45	2	21/6	4	E	E	E
De salchicha	1 ración	48	5	18/7	3	E	E	E
De salchichón	1 ración	43	3	17/6	3	E	E	E

PIZZA TRADICIONAL

Alimento	Ración	Total de carbohidratos (g)	Total de azúcar (g)	Grasa/Grasa saturada (g)	Fibra (g)	Fase Nº1	Fase Nº2	Fase Nº3
Pizza congelada								
South Beach Diet de cuatro quesos	1 entera	33	6	9/4	14	E	B	B
South Beach Diet de pollo y verduras	1 entera	34	6	8/3½	14	E	B	B
South Beach Diet de salchichón	1 entera	33	6	10/4	14	E	B	B
Pizza de bandeja personal (1 entera)								
De carne de res	10 onzas	71	2	35/14	4	E	E	E
De cerdo	9 onzas	71	2	34/13	4	E	E	E
De jamón	9 onzas	70	2	24/8	4	E	E	E
De queso	9¼ onzas	71	3	28/12	4	E	E	E

PIZZA TRADICIONAL (*CONTINUACIÓN*)

Alimento	Ración	Total de carbohidratos (g)	Total de azúcar (g)	Grasa/Grasa saturada (g)	Fibra (g)	Fase N°1	Fase N°2	Fase N°3
Pizza de bandeja personal (1 entera) (*continuación*)								
De salchicha italiana	10¼ onzas	71	2	39/16	5	E	E	E
De salchichón	9 onzas	70	2	28/12	4	E	E	E
Pizza de bandeja personal de 12"								
De queso	Trozo de 4 onzas	29	6	13/5	1	E	E	M
De salchicha	Trozo de 4½ onzas	29	6	12/4	2	E	E	E
De salchichón	Trozo de 4½ onzas	29	6	15/5	2	E	E	E
De verduras	Trozo de 4½ onzas	29	6	17/6	2	E	E	M
Pizza de pan delgado de 12"								
De queso	Trozo de 3 onzas	21	4	8/4½	1	E	M	M
De salchicha	Trozo de 3½ onzas	21	5	13/6	2	E	E	E
De salchichón	Trozo de 3 onzas	21	1	10/4½	1	E	E	E
Pizza de trigo integral								
De champiñones y espinaca	Trozo de 2¾ onzas	21	3	4/2	2	E	R	R

Alimento	Ración	Total de carbohidratos (g)	Total de azúcar (g)	Grasa/Grasa saturada (g)	Fibra (g)	Fase Nº1	Fase Nº2	Fase Nº3
De cuatro quesos	Trozo de 2¾ onzas	19	2	7/3	2	E	M	R
Vegetariana	Trozo de 2¾ onzas	17	3	4/2	2	E	R	R
Pizza hecha a mano de 12"								
De queso	Trozo de 3½ onzas	30	5	8/4½	2	E	E	M
De salchicha	Trozo de 4 onzas	30	7	13/6	2	E	E	E
De salchichón	Trozo de 3½ onzas	30	7	10/4½	1	E	E	E
De verduras	Trozo de 4½ onzas	29	8	6/3	2	E	E	M

POSTRES

Los postres deben restringirse bastante durante la Primera Fase de la dieta South Beach, aunque es posible disfrutar una gelatina sin azúcar o una de nuestras combinaciones saludables y sabrosas de queso *ricotta*. Las frutas, particularmente las bayas, son ideales como postre para la Segunda Fase. ¡A mí en lo personal me encantan las fresas recubiertas de chocolate oscuro! Acuérdese de que entre más oscuro el chocolate, menos azúcar contiene.

Muchos fabricantes de alimentos empezaron a agregar a sus productos grasas parcialmente hidrogenadas —transgrasas— en lugar de grasas saturadas, como se acostumbraba anteriormente, a fin de aumentar el tiempo de conservación. Las transgrasas son comunes en las galletitas y los preparados comerciales para hacer pasteles (bizcochos, tortas, *cakes*). Las transgrasas son peores que las grasas saturadas y deben evitarse por completo.

GALLETITAS

Alimento	Ración	Total de carbohidratos (g)	Total de azúcar (g)	Grasa/Grasa saturada (g)	Fibra (g)	Fase N°1	Fase N°2	Fase N°3
Barquillo de vainilla	7 barquillos pequeños (1 onza)	20	10	5/1½	0	E	E	E
Barras de higo	1 barra (1 onza)	10	6	1/0	2	E	E	E
Biscuit de arrurruz	3 *biscuits* pequeños (½ onza)	10	2	2/0	0	E	E	E
Biscuit para el té	2 *biscuits* (⅔ onza)	14	3	2½/½	0	E	E	E
De avena	1 galletita (⅔ onza)	12	4	3½/1	0	E	E	E
De crema de cacahuate casera	1 galletita (¾ onza)	12	7	5/1	0	E	E	E
De jengibre	3 galletitas pequeñas (¾ onza)	16	4	2/½	0	E	E	E
De mantequilla	2 galletitas (1 onza)	19	6	5/3	0	E	E	E
Galletita tipo sándwich								
Rellena de crema de cacahuate	2 galletitas (1 onza)	18	10	6/1½	0	E	E	E
Rellena de crema de chocolate	2 galletitas (¾ onza)	15	9	4/1	0	E	E	E
Rellena de crema de vainilla	2 galletitas (¾ onza)	15	8	4/½	0	E	E	E
Shortbread	2 galletitas (1 onza)	18	10	7/1½	0	E	E	E

GELATINA

Alimento	Ración	Total de carbohidratos (g)	Total de azúcar (g)	Grasa/Grasa saturada (g)	Fibra (g)	Fase Nº1	Fase Nº2	Fase Nº3
Con azúcar, preparada	½ taza	19	19	0/0	0	E	E	E
Con fruta, preparada	½ taza	18	17	0/0	0	E	E	E
Sin azúcar, preparada	½ taza	5	0	0/0	0	B	B	B

MOUSSE Y PUDÍN (BUDÍN)

Alimento	Ración	Total de carbohidratos (g)	Total de azúcar (g)	Grasa/Grasa saturada (g)	Fibra (g)	Fase Nº1	Fase Nº2	Fase Nº3
Mousse								
De bayas mixtas, de grasa reducida, preparado con mezcla comercial	½ taza	8	1	2½/2½	0	E	E	E
De *butterscotch* de grasa reducida, preparado con mezcla comercial	½ taza	10	1	3/3	0	E	E	E
De chocolate de grasa reducida, preparado con mezcla comercial	½ taza	10	1	3/3	0	E	E	E
De vainilla de grasa reducida, preparado con mezcla comercial	½ taza	8	1	3/3	0	E	E	E
Pudín								
De arroz casero preparado con leche entera y arroz de grano largo	½ taza	30	19	4/2½	0	E	E	E

MOUSSE Y PUDÍN (BUDÍN) (*CONTINUACIÓN*)

Alimento	Ración	Total de carbohidratos (g)	Total de azúcar (g)	Grasa/Grasa saturada (g)	Fibra (g)	Fase Nº1	Fase Nº2	Fase Nº3
Pudín (*continuación*)								
De pan casero hecho con pan de pasas y canela	⅓ taza	21	15	5/2	0	E	E	E
De tapioca con leche entera	½ taza	27	22	4/2½	0	E	E	E
Flan de huevo casero o receta sin hornear, comercial	½ taza	23	16	3½/2	0	E	E	E
Instantáneo de chocolate, preparado con leche semidescremada	½ taza	28	21	3/1½	0	E	E	E
Instantáneo de vainilla, preparado con leche semidescremada	½ taza	30	29	2/1	0	E	E	E
Instantáneo sin azúcar preparado con leche semidescremada	½ taza	6	6	2/1	0	E	E	E

PASTELES (BIZCOCHOS, TORTAS, *CAKES*)

Alimento	Ración	Total de carbohidratos (g)	Total de azúcar (g)	Grasa/Grasa saturada (g)	Fibra (g)	Fase Nº1	Fase Nº2	Fase Nº3
Amarillo, hecho con preparado comercial, con glaseado de chocolate	2¾ onzas (1/12 pastel)	43	24	14/3½	1	E	E	E

138

Alimento	Ración	Total de carbohidratos (g)	Total de azúcar (g)	Grasa/Grasa saturada (g)	Fibra (g)	Fase Nº1	Fase Nº2	Fase Nº3
Amarillo, hecho con preparado comercial, con glaseado	$2\frac{3}{4}$ onzas ($\frac{1}{12}$ pastel)	46	29	$1\frac{1}{2}$	0	E	E	E
Blanco esponjoso	2 onzas ($\frac{1}{6}$ pastel)	33	17	0/0	0	E	E	E
Boston cream pie	3 onzas ($\frac{1}{8}$ pastel)	42	29	$10/2\frac{1}{2}$	0	E	E	E
Coffee cake	2 onzas (cuadro de 3 pulgadas)	30	17	$8/1\frac{1}{2}$	0	E	E	E
De chocolate, hecho con preparado comercial, con glaseado	$2\frac{3}{4}$ onzas ($\frac{1}{12}$ pastel)	43	38	$13/3\frac{1}{2}$	2	E	E	E
De chocolate, hecho con preparado comercial, con glaseado	$2\frac{3}{4}$ onzas ($\frac{1}{12}$ pastel)	40	30	13/3	1	E	E	E
De chocolate, sin harina	2 onzas ($\frac{1}{12}$ pastel)	14	11	$7/3\frac{1}{2}$	1	E	E	M
De vainilla, de la marca *Pepperidge Farm*	$2\frac{3}{4}$ onzas ($\frac{1}{8}$ pastel)	35	25	$1\frac{1}{2}/\frac{1}{2}$	0	E	E	E
Esponjoso sencillo	2 onzas ($\frac{1}{8}$ pastel)	35	21	$1\frac{1}{2}/0$	0	E	E	E
Pan de plátano amarillo	2 onzas (1 trozo)	28	17	$4\frac{1}{2}/\frac{1}{2}$	0	E	E	E
Panqué preparado con mantequilla	2 onzas (1 trozo)	28	16	11/7	0	E	E	E
Sencillo común, sin glaseado	1 onza ($\frac{1}{12}$ pastel)	34	18	$4/1\frac{1}{2}$	1	E	E	E

PASTELES (*CONTINUACIÓN*)

Alimento	Ración	Total de carbohidratos (g)	Total de azúcar (g)	Grasa/Grasa saturada (g)	Fibra (g)	Fase Nº1	Fase Nº2	Fase Nº3
Tarta de queso con chocolate	2¾ onzas (1⁄16 pastel)	30	23	20/9	1	E	E	M
Tarta de queso sencilla	2¾ onzas (1⁄16 pastel)	18	17	18/11	0	E	E	M

PAYS (TARTAS, *PIES*)

Alimento	Ración	Total de carbohidratos (g)	Total de azúcar (g)	Grasa/Grasa saturada (g)	Fibra (g)	Fase Nº1	Fase Nº2	Fase Nº3
De arándano, cubierto	⅙ de un pastel de 8" (4 onzas)	41	15	12/2	1	E	E	E
De calabaza	⅛ de un pastel de 8" (4 onzas)	31	16	1½	3	E	E	E
De cereza	⅙ de un pastel de 8" (4 onzas)	47	28	13/3	0	E	E	E
De *chiffon* de chocolate	⅛ de un pastel de 8" (4 onzas)	47	17	15/5	1	E	E	E
De crema de cacahuate y chocolate	⅛ de un pastel de 8" (4 onzas)	43	30	26/13	2	E	E	E
De manzana, cubierto	⅙ de un pastel de 8" (4 onzas)	40	21	1¾	2	E	E	
De melocotón, cubierto	⅙ de un pastel de 8" (4 onzas)	38	18	12/2	1	E	E	E

QUESOS, PRODUCTOS A BASE DE QUESO Y SUSTITUTOS DE QUESO

El queso de leche entera es una fuente de grasa saturada, así que es mejor consumir quesos bajos en grasa o sin grasa, ya sea a la hora de la comida o como merienda. El requesón al 2 por ciento es el único producto lácteo semidescremado al 2 por ciento que recomendamos durante la Primera Fase. Debido a su alto contenido en agua y a la manera en que se produce, una ración contiene menos grasa que la leche semidescremada al 2 por ciento. Los palitos de queso tipo *mozzarella* son una merienda particularmente saludable y fácil de consumir. Sin embargo, en ocasiones está bien disfrutar una pequeña cantidad de un queso con mucho sabor como el queso azul o el parmesano, porque basta muy poco para agregar mucho sabor a un plato sin aumentar de manera significativa la cantidad de grasa saturada.

PRODUCTOS A BASE DE QUESO

Alimento	Ración	Total de carbohidratos (g)	Total de azúcar (g)	Grasa/Grasa saturada (g)	Fibra (g)	Fase Nº1	Fase Nº2	Fase Nº3
Amarillo semi-descremado al 2%, empaquetado	1 onza (1 reb.)	1	1	3/2½	0	B	B	B
Cheddar* extra-fuerte, *cheese food	1 onza	3	3	7/4½	0	E	E	E
Salsa de queso de la marca *Cheez Whiz*								
Exprimible	2 cdas.	4	1	8/4	0	E	E	E
Light	2 cdas.	6	4	3/1½	0	E	E	E
Normal	2 cdas.	3	1	7/5	0	E	E	E
Jalapeño procesado	1 onza	2	2	7/5	0	E	E	E
Con pimientos, procesado	1 onza	2	1	9/6	0	E	E	E

QUESO

Alimento	Ración	Total de carbohidratos (g)	Total de azúcar (g)	Grasa/Grasa saturada (g)	Fibra (g)	Fase Nº1	Fase Nº2	Fase Nº3
Asiago	1 onza	1	1	8/5	0	R	R	R
Azul	1 onza	1	1	8/5	0	R	R	R
Brie	1 onza	0	0	8/5	0	E	E	M
Camembert	1 onza	0	0	7/4½	0	E	E	M
Cheddar								
Bajo en grasa	1 onza	1	0	2/1	0	B	B	B
De grasa reducida	1 onza	1	0	6/4	0	B	B	B
Normal	1 onza	0	0	9/6	0	E	M	M
Sin grasa	1 onza	1	0	0/0	0	B	B	B
Colby	1 onza	1	1	9/6	0	E	E	M
De cabra duro	1 onza	1	1	10/7	0	E	E	M
De cabra suave	1 onza	0	0	6/4	0	R	R	R
De yogur bajo en grasa	1 onza (2 cdas.)	3	2	0/0	0	B	B	B
Edam	1 onza	0	0	8/5	0	E	E	M
Feta	1 onza	1	1	6/4	0	R	R	R
Feta de grasa reducida	1 onza	1	0	3/2	0	B	B	B
Fontina	1 onza	0	0	9/5	0	E	E	M
Gorgonzola	1 onza	0	0	9/6	0	R	R	R
Gouda	1 onza	1	1	8/5	0	E	E	M
Gruyère	1 onza	0	0	9/5	0	E	E	M
Havarti	1 onza	1	1	8/5	0	E	E	M
Jarlsberg	1 onza	1	1	8/5	0	E	E	M
Limburger	1 onza	0	0	8/4½	0	E	E	M
Mascarpone	1 onza	1	1	13/7	0	E	E	M

Alimento	Ración	Total de carbohidratos (g)	Total de azúcar (g)	Grasa/Grasa saturada (g)	Fibra (g)	Fase Nº1	Fase Nº2	Fase Nº3
Monterey Jack								
De grasa reducida	1 onza	1	0	6/4	0	B	B	B
Normal	1 onza	0	0	9/5	0	E	E	M
Sin grasa	1 onza	1	1	0/0	0	B	B	B
Mozzarella								
De leche entera	1 onza	1	0	6/3½	0	E	E	M
Semidescremado	1 onza	1	1	41/⅔	0	B	B	B
Sin grasa	1 onza	1	1	0/0	0	B	B	B
Muenster	1 onza	0	0	9/5	0	E	E	M
Neufchâtel	1 onza (2 cdas.)	1	1	7/4	0	R	R	R
Palitos de hebras de queso *mozzarella* (bajos en grasa y humedad)	1 onza	1	1	5/3	0	B	B	B
Parmesano duro	1 onza	1	0	7/4½	0	R	R	R
Parmesano/ romano, rallado	1 cda.	0	0	2/1½	0	B	B	B
Provolone de grasa reducida	1 onza	1	0	5/3	0	B	B	B
Provolone normal	1 onza	1	1	8/5	0	E	E	M
Queso crema								
Light, bajo en grasa	2 cdas.	2	2	2½/1½	0	B	B	B
Normal	2 cdas.	1	0	10/6	0	E	E	M
Normal batido	3 cdas.	2	2	11/7	0	E	E	M
Sin grasa	2 cdas.	2	0	0/0	0	B	B	B

QUESO (*CONTINUACIÓN*)

Alimento	Ración	Total de carbohidratos (g)	Total de azúcar (g)	Grasa/Grasa saturada (g)	Fibra (g)	Fase Nº1	Fase Nº2	Fase Nº3
Requesón								
Bajo en grasa, con un 1% de grasa de leche	½ taza	3	3	1/½	0	B	B	B
Cremoso, con un 4% de grasa de leche	½ taza	4	3	5/3½	0	E	E	M
De grasa reducida, con un 2% de grasa de leche	½ taza	4	3	2½/1½	0	B	B	B
Sin grasa	½ taza	6	5	0/0	0	B	B	B
Ricotta de leche entera	½ taza	4	0	16/10	0	E	E	M
Ricotta semi-descremado	½ taza	6	0	10/6	0	B	B	B
Roquefort	1 onza	1	1	9/5	0	R	R	R
Suizo								
De grasa reducida	1 onza	1	1	7/4½	0	B	B	B
Normal	1 onza	1	1	8/5	0	E	E	M
Sin grasa	1 onza	1	1	0/0	0	B	B	B

SUSTITUTOS DE QUESO (SIN CONTENIDO LÁCTEO)

Alimento	Ración	Total de carbohidratos (g)	Total de azúcar (g)	Grasa/Grasa saturada (g)	Fibra (g)	Fase Nº1	Fase Nº2	Fase Nº3
Cheddar de soya	1 onza	1	0	3/0	1	B	B	B
Queso crema de soya	1 onza (2 cdas.)	1	0	8/2	0	R	R	R
Rice Cheddar	1 onza	5	0	3/0	0	B	B	B

Las salsas y *gravies* de lata o envasadas con frecuencia contienen mucho sodio y grasa, así que debe leer las etiquetas con cuidado. Es mejor servir la carne con su jugo natural desgrasado.

GRAVY

Alimento	Ración	Total de carbohidratos (g)	Total de azúcar (g)	Grasa/Grasa saturada (g)	Fibra (g)	Fase Nº1	Fase Nº2	Fase Nº3
Au jus	¼ taza	1	0	0/0	0	B	B	B
Casera espesa	¼ taza	22	2	21/5	0	E	E	E
De pollo, de lata	¼ taza	3	0	3½/1	0	E	M	M
De res, hongo o pavo, de lata	¼ taza	3	0	1½/½	0	E	M	M
De res, pavo o pollo, sin grasa, de lata	¼ taza	5	0	0/0	0	E	M	M
Mezcla comercial café, preparada con agua	¼ taza	3	0	0/0	0	E	M	M

SALSAS

Alimento	Ración	Total de carbohidratos (g)	Total de azúcar (g)	Grasa/Grasa saturada (g)	Fibra (g)	Fase Nº1	Fase Nº2	Fase Nº3
Alfredo	¼ taza	3	2	18/7	0	E	E	E
Bearnesa	¼ taza	1	1	17/10	0	E	E	E
Blanca bechamel, delgada, casera	¼ taza	3	2	6/3½	0	E	E	M
Blanca de almeja	¼ taza	2	1	5/½	0	B	B	B
Bordelaise	¼ taza	5	1	6/3½	0	E	M	M
De cacahuate	¼ taza	6	2	1½	1	B	B	B
Fondue de queso, casero	¼ taza	2	0	7/4½	0	E	E	M

145

SALSAS (*CONTINUACIÓN*)

Alimento	Ración	Total de carbohidratos (g)	Total de azúcar (g)	Grasa/Grasa saturada (g)	Fibra (g)	Fase Nº1	Fase Nº2	Fase Nº3
Hollandaise	¼ taza	1	1	18/10	0	E	E	E
Marinara	¼ taza	7	6	1½/0	0	B	B	B
Mornay	¼ taza	6	3	15/7	0	E	E	E
Para pizza, sin edulcorante	¼ taza	5	3	0/0	1	B	B	B
Roja de almeja	¼ taza	4	2	½/0	0	B	B	B

SOPAS Y CALDOS

Empezar la comida con sopa no sólo reconforta sino que también sacia el apetito. Las investigaciones han demostrado que las personas que empiezan la comida con una sopa de tomate (jitomate) comen una menor cantidad de los platos que siguen. Algunas buenas opciones son las sopas de verduras o legumbres, como la de frijol (habichuela), el gazpacho o la sopa de lenteja. Todas vienen retacadas de buenos carbohidratos y fibra.

Evite las sopas de crema en los restaurantes, porque por lo común se preparan con crema pesada o leche entera, las cuales contienen mucha grasa saturada. En su casa, prepare las sopas de crema con agua. Por otra parte, cuando pida una sopa de cebolla francesa tal vez sea mejor evitar el pan francés que lleva encima.

Alimento	Ración	Total de carbohidratos (g)	Total de azúcar (g)	Grasa/Grasa saturada (g)	Fibra (g)	Fase Nº1	Fase Nº2	Fase Nº3
Bisque de langosta	1 taza	13	10	1¾	0	E	E	E
Bouillabaisse	1 taza	6	2	9/2½	2	B	B	B
Caldo cremoso de maíz	1 taza	18	4	15/3	2	E	E	E
Caldo de almejas								
Manhattan, rojo	1 taza	12	1	2/0	1	E	M	M
New England, blanco	1 taza	20	3	10/2½	1	E	E	E

Alimento	Ración	Total de carbohidratos (g)	Total de azúcar (g)	Grasa/Grasa saturada (g)	Fibra (g)	Fase Nº1	Fase Nº2	Fase Nº3
New England, de grasa reducida	1 taza	17	2	3/½	1	E	E	M
Caldo de pescado	1 taza	18	5	6/1	0	E	R	R
Consomé de *miso*	1 taza	5	0	1½/0	0	B	B	B
De carne de res y verduras	1 taza	17	3	2/0	1	E	B	B
De cebada, con champiñones	1 taza	12	4	2½/0	1	E	B	B
De cebada, con carne de res	1 taza	16	2	2/0	3	E	B	B
De chícharo partido	1 taza	25	4	3/1	5	E	R	R
De frijol negro	1 taza	19	2	2/0	4	B	B	B
De lenteja	1 taza	20	2	1/0	6	B	B	B
De lenteja, con jamón	1 taza	20	2	3/1	6	B	B	B
De pollo, con arroz	1 taza	17	1	2/1	2	E	E	R
De pollo, con fideos	1 taza	18	1	6/1½	4	E	E	R
De tomate	1 taza	17	6	2/0	0	B	B	B
De verduras	1 taza	15	3	2/½	2	E	R	B
De verduras, con pavo	1 taza	9	3	3/1	0	E	R	B
Francesa de cebolla	1 taza	22	10	4/1	2	E	R	R
Gazpacho	1 taza	4	2	0/0	0	B	B	B
Minestrone	1 taza	20	3	3/0	5	E	R	B
Sopas de crema								
Crema de brócoli hecha con agua	1 taza	17	5	3/0	2	E	B	B
Crema de champiñón hecha con leche	1 taza	15	6	13/3	0	E	E	E

SOPAS Y CALDOS (*CONTINUACIÓN*)

Alimento	Ración	Total de carbohidratos (g)	Total de azúcar (g)	Grasa/Grasa saturada (g)	Fibra (g)	Fase Nº1	Fase Nº2	Fase Nº3
Sopas de crema (*continuación*)								
Crema de papa hecha con leche	1 taza	17	2	6/4	0	E	E	E
Crema de pollo hecha con agua	1 taza	13	3	5/3½	0	E	B	B
Vichyssoise	1 taza	17	2	6/4	0	E	E	E

VERDURAS

Coma y disfrute muchas verduras. Son bajas en calorías pero altas en vitaminas, nutrientes esenciales y fibra. Busque las verduras de colores vivos, que contienen antioxidantes como las vitaminas A, C y E. Opte por la mayor variedad posible y sí, incluso puede comer zanahorias. Además de los nutrientes que aportan, las verduras son una maravillosa fuente de fibra, particularmente cuando se comen crudas. Cuando se cocinan en agua pierden sus nutrientes rápidamente, así que hágalo en la menor cantidad posible de agua y por el menor tiempo posible.

Alimento	Ración	Total de carbohidratos (g)	Total de azúcar (g)	Grasa/Grasa saturada (g)	Fibra (g)	Fase Nº1	Fase Nº2	Fase Nº3
Acedera cruda	2 cdas.	1	0	0/0	0	B	B	B
Acelga	½ taza	1	0	0/0	0	B	B	B
Achicoria cruda	1 taza	4	0	0/0	3	B	B	B
Ajo	1 diente	1	0	0/0	0	B	B	B
Alcachofa	½ taza	8	1	0/0	4	B	B	B
Alcaparras	1 cda.	0	0	0/0	0	B	B	B
Alga seca	1 onza	23	0	0/0	2	B	B	B
Apio	½ taza	2	1	0/0	0	B	B	B
Apio nabo	½ taza	7	1	0/0	1	B	B	B

Alimento	Ración	Total de carbohidratos (g)	Total de azúcar (g)	Grasa/Grasa saturada (g)	Fibra (g)	Fase Nº1	Fase Nº2	Fase Nº3
Batata dulce en cubos al horno	½ taza	21	11	0/0	2	E	B	B
Berenjena	½ taza	2	1	0/0	1	B	B	B
Berros	½ taza	0	0	0/0	0	B	B	B
Berzas	½ taza	1	0	0/0	0	B	B	B
Bok choy	½ taza	2	0	0/0	0	B	B	B
Brócoli	½ taza	4	2	0/0	2	B	B	B
Brócoli *rabe*	½ taza	3	1	0/0	0	B	B	B
Brotes crudos de alfalfa	½ taza	1	0	0/0	0	B	B	
Calabaza	½ taza	4	4	0/0	0	E	R	R
Castaña de agua	½ taza	15	3	0/0	2	B	B	B
Cebolla	½ taza	9	3	0/0	1	B	B	B
Cebollín crudo	2 cdas.	1	0	0/0	0	B	B	B
Cebollino	2 cdas.	0	0	0/0	0	B	B	B
Chalotes	2 cdas.	3	1	0/0	0	B	B	B
Chile crudo	2 cdas.	2	1	0/0	0	B	B	B
Champiñones	½ taza	4	0	0/0	0	B	B	B
Chayote	½ taza	3	1	0/0	1	B	B	B
Chícharos								
Comelotodos	½ taza	5	3	0/0	1	B	B	B
Verdes	½ taza	10	4	0/0	4	E	B	B
Chirivía	½ taza	12	3	0/0	3	M	M	R
Chucrut	½ taza	3	1	0/0	2	B	B	B
Cilantro crudo	2 cdas.	0	0	0/0	0	B	B	B
Coles de Bruselas	½ taza	4	1	0/0	2	B	B	B

VERDURAS (*CONTINUACIÓN*)

Alimento	Ración	Total de carbohidratos (g)	Total de azúcar (g)	Grasa/Grasa saturada (g)	Fibra (g)	Fase Nº1	Fase Nº2	Fase Nº3
Coliflor	½ taza	3	1	0/0	1	B	B	B
Colinabo	½ taza	4	2	0/0	2	B	B	B
Col rizada	½ taza	3	1	0/0	0	B	B	B
Endibia	1 taza	2	0	0/0	2	B	B	B
Espárragos	½ taza	2	0	0/0	1	B	B	B
Espinaca cruda	1 taza	1	0	0/0	0	B	B	B
Habas (*fava beans*)	½ taza	8	1	0/0	2	R	R	B
Habichuelas amarillas	½ taza	4	2	0/0	2	B	B	B
Habichuelas verdes	½ taza	4	1	0/0	2	B	B	B
Hinojo	½ taza	3	0	0/0	1	B	B	B
Hojas de diente de león crudas	1 taza	3	1	0/0	0	B	B	B
Hojas de mostaza	½ taza	1	0	0/0	0	B	B	B
Hojas de nabo	1 taza	4	0	0/0	2	B	B	B
Jengibre, jugo o rallado	1 cdta.	0	0	0/0	0	B	B	B
Jícama	½ taza	6	1	0/0	3	B	B	B
Lechuga cruda	1 taza	1	0	0/0	0	B	B	B
Maíz dulce	½ taza	15	2	1/0	2	E	M	M
Nabo	½ taza	4	2	0/0	1	E	B	B
Nabo sueco	½ taza	6	4	0/0	2	E	R	R
Palmitos	½ taza	2	0	0/0	0	B	B	B
Papas al horno con cáscara								
Extragrande	12 onzas	86	5	0/0	8	E	E	M

Alimento	Ración	Total de carbohidratos (g)	Total de azúcar (g)	Grasa/Grasa saturada (g)	Fibra (g)	Fase Nº1	Fase Nº2	Fase Nº3
Grande	8 onzas	57	4	0/0	5	E	E	M
Mediana	5 onzas	36	2	0/0	3	E	E	M
Pequeña	3 onzas	21	1	0/0	2	E	E	M
Papas (varias)								
Entera, preparada en el horno de microondas	5 onzas	34	2	0/0	3	E	E	M
Pequeña entera	2½ onzas (3)	9	0	0/0	1	E	M	M
Puré instantáneo (de caja)	½ taza	11	1	5/3	0	E	E	M
Puré normal sin sabor ni grasa	½ taza	15	1	0/0	3	E	E	M
Pepino crudo	½ taza	1	0	0/0	0	B	B	B
Perejil crudo	2 cdas.	0	0	0/0	0	B	B	B
Puerro	½ taza	6	2	0/0	0	B	B	B
Pimiento amarillo, anaranjado, rojo o verde	½ taza	3	2	0/0	1	B	B	B
Quimbombó	½ taza	4	1	0/0	2	B	B	B
Rábano *daikon* blanco	½ taza	2	1	0/0	0	B	B	B
Rábano rojo	½ taza	2	1	0/0	0	B	B	B
Remolacha	½ taza	8	6	0/0	1	E	M	M
Repollo verde o colorado	½ taza	2	1	0/0	0	B	B	B

Alimento	Ración	Total de carbohidratos (g)	Total de azúcar (g)	Grasa/Grasa saturada (g)	Fibra (g)	Fase Nº1	Fase Nº2	Fase Nº3
Spaghetti squash	½ taza	3	0	0/0	½	B	B	B
Summer squash amarillo	½ taza	2	1	0/0	0	B	B	B
Tirabeque	½ taza	8	4	0/0	2	B	B	B
Tomate cocido	½ taza	5	3	0/0	0	B	B	B
Tomate maduro	1 taza	8	5	½/0	2	B	B	B
Tomatillo crudo	1 taza	8	3	1½/0	3	B	B	B
Verdolaga	½ taza	1	0	0/0	0	B	B	B
Yam en cubos al horno	½ taza	19	1	0/0	3	E	B	B
Zanahoria	½ taza	6	2	0/0	2	E	B	B
Zucchini	½ taza	2	1	0/0	0	B	B	B

LA DESPENSA AL ESTILO SOUTH BEACH

No hay nada peor que llegar con hambre a la casa del trabajo para descubrir que la despensa (alacena, gabinete) está vacía. Si guarda los siguientes artículos básicos en su congelador y despensa, siempre contará con los ingredientes necesarios para preparar una saludable comida al estilo de la dieta South Beach.

Carne, aves y pescado

Pechuga deshuesada de pavo y de pollo: Ásela a la parrilla, métala al horno o utilícela para platos fritos y revueltos al estilo asiático.

***Top sirloin* sin hueso:** Para unas brochetas (pinchos, alambres) rápidos y fáciles de carne de res y verduras, ensarte la carne en alambres junto con hongos y trozos de pimiento (ají, pimiento morrón) rojo y cebolla.

Productos lácteos

Queso de grasa reducida o sin grasa: Pruebe el amarillo, *Cheddar, mozzarella, ricotta* o suizo (gruyere). Encontrará un sinnúmero de variedades. Experimente con diferentes marcas hasta descubrir una que le guste.

Yogur natural sin grasa: Utilícelo como ingrediente básico para preparar salsas o *dips* de "crema". (Póngalo en un colador forrado con un filtro para café, métalo al refrigerador por un mínimo de 3 horas y mézclelo con sus condimentos favoritos).

Súbale al sabor

Aceite de sésamo (ajonjolí) y salsa de soya de sodio reducido: Agregue un toque asiático al instante al preparar verduras al vapor, platos fritos y revueltos al estilo asiático y adobos (escabeches, marinados) con estos ingredientes. Guárdelos en el refrigerador para ayudar a conservar su sabor si no se los va a acabar rápido.

Aceites de oliva y de *canola*: Para preparar los aliños (aderezos) más ricos para ensaladas, saltear (sofreír) levemente, preparar *dips* para el pan y bien un aliño para verduras cocinadas al vapor, compre aceite de oliva extra virgen. El de *canola* es bueno para los platos fritos y revueltos al estilo asiático.

Ajo: Ninguna cocina bien puesta está completa sin el ajo, un ingrediente básico de la cocina mediterránea.

Cebolla: Tenga varias a la mano, entre ellas las moradas, amarillas y blancas. También debe asegurarse de tener chalotes y cebollines (cebollas de cambray) en su despensa.

Salsa tipo mexicano: Utilice una salsa fresca o comprada en lugar de *catsup* (*ketchup*) o para acompañar una carne asada, carne de ave o mariscos.

Vinagre balsámico: Les da nueva vida a las ensaladas, permite sofreír sin grasa y sabe riquísimo con aceite de oliva en adobos.

Verduras y frijoles

Cabezuelas de brócoli prelavadas y envasadas: Puede servirlas crudas sin hacerles nada, acompañadas de un queso de grasa reducida o sin grasa. También puede sofreírlas (saltearlas) con frijoles (habichuelas) negros como guarnición; o bien agregarlas a una sopa comercial.

Frijoles y legumbres: Pruébelos todos, entre ellos los chícharos (guisantes) partidos, los frijoles colorados, los frijoles italianos, los frijoles negros, los garbanzos, las habas blancas (*lima beans*), las habas blancas secas (*butter beans*), las habichuelas verdes (ejotes, *green beans*) y las lentejas.

Verduras congeladas: Tenga a la mano cabezuelas de brócoli y de coliflor, espárragos y espinaca picada para platos fritos y revueltos al estilo asiático, guarniciones sofritas o preparadas en el horno de microondas, cacerolas (guisos) y sopas o platos mediterráneos como la *ratatouille*.

SUSTITUCIONES DIVERSAS

Una cosa es seguir un régimen tal como lo delinea un libro; y otra muy diferente, inventar sus propios menús saludables. Sin embargo, no es tan difícil como tal vez parezca. Simplemente acompañe una ración de proteínas magras (bajas en grasa) con una ración de verduras frescas ricas en fibra (excepto las variedades con un alto índice glucémico, como el maíz/elote/choclo y la papa). Agregue un chorrito de aceites saludables y listo: ya está una comida deliciosa que retardará el proceso de su digestión y hará que se sienta satisfecho durante horas.

Las siguientes "sustituciones" para el desayuno, el almuerzo y la cena lo inspirarán para inventar sus propias ricas combinaciones. Sume lo que sabe acerca de los principios alimenticios de la dieta más sus alimentos favoritos más un poco de creatividad y sólo el cielo será su límite.

CAMBIE ESTO. . .	POR ESTO

DESAYUNO

Omelette con queso, tortitas fritas de papa y cebolla (*hash browns*), tocino o salchicha de cerdo y jugo de naranja (china) hecho de concentrado	*Omelette* con verduras, tocino canadiense, una naranja y leche descremada
Bagel sencillo y un moca *latte*	Una rebanada de pan de trigo integral tostado con crema de cacahuate sin azúcar y café con leche semidescremada al 1% y sustituto de azúcar
Hot cakes con almíbar (sirope)	*Hot cakes* integrales acompañados de fruta fresca

ALMUERZO

Ensalada con aliño (aderezo) sin grasa y pasta con salsa roja	Ensalada mixta con aliño de aceite de oliva y vinagre (vinagreta) y pasta integral con camarones y verduras
Hamburguesa con queso y papas a la francesa	Sándwich (emparedado) de pechuga de pollo en un panecillo integral
Wrap de verduras	Ensalada de atún y verduras envuelta con hojas de lechuga

CENA

Pollo frito, arroz blanco y un *biscuit*	Pechuga de pollo al horno, espárragos al vapor y una ensalada mixta con vinagreta
Pan de carne (*meat loaf*), puré de papas y pan untado con margarina	Bistec *sirloin* asado al horno, batata dulce (camote) y verduras asadas al horno
Carne de cerdo *barbecue* en un panecillo, maíz (elote, choclo) y una ensalada mixta con aliño (aderezo) sin grasa	Una taza de sopa de tomate (jitomate), sándwich (emparedado) abierto de rosbif y una ensalada mixta con vinagreta

GUÍA PARA CENAR FUERA AL ESTILO SOUTH BEACH

No tiene que dejar de frecuentar sus restaurantes favoritos sólo por seguir la dieta South Beach. Esta forma de comer es flexible, de modo que siempre encontrará varias opciones saludables que le permitirán disfrutar la experiencia de comer fuera y al mismo tiempo bajar de peso o mantener su peso. La siguiente lista le permitirá identificar prácticamente en cualquier parte las opciones más saludables, incluso en los restaurantes de comida típica de diversas partes del mundo.

Independientemente de la fase de la dieta en que se encuentre, guíese por las reglas fundamentales de esta.

Cadenas de restaurantes

Las cadenas de restaurantes de buena calidad ofrecen una variedad tal de alimentos que tendrá mucho de dónde escoger aun sin tomar en cuenta los entremeses fritos en freidora, los platos fuertes servidos en enormes porciones y las margaritas heladas. En todos los restaurantes evite los entremeses cubiertos de queso y crema agria (como los nachos o las cáscaras de papa), los sándwiches (emparedados) llamados *melts* (un *melt* de atún, por ejemplo, que viene cargado de queso derretido y después se asa a la parrilla con mantequilla), sándwiches hechos con *croissants*, *coleslaw*, ensaladas de macarrones o papas y envolturas de tortilla frita o de pan.

En cambio, pruebe lo siguiente:

En Boston Market: Un cuarto de pollo, sólo la carne blanca sin pellejo ni alitas; un sándwich de pollo, pavo (chompipe) o jamón sin queso ni aliño (aderezo); cualquier verdura fresca, como habichuelas verdes (ejotes, *green beans*) o brócoli.

En Chili's: Los platos que aparecen en la sección del menú titulada *Guiltless Grill*, que por lo común se sirven con frijoles (habichuelas) negros o verduras al vapor; fajitas de camarón, pollo o res acompañadas de salsa, pero sin las tortillas de harina, el queso ni la crema agria de grasa entera.

En Ruby Tuesday: La barra de ensaladas, que contiene todo lo necesario para prepararse una ensalada saludable (verduras de hojas verdes, garbanzos, verduras frescas, pavo o jamón picado en cuadritos, aliño de aceite de oliva y vinagre balsámico); una hamburguesa de pavo sin el panecillo; pollo asado a la parrilla o ensaladas de pollo asado a la parrilla sin el queso ni la envoltura dura de tortilla frita en freidora.

Comida china

Para remozar la comida china estadounidense al estilo South Beach, reduzca al mínimo las enormes cantidades de grasa saturada con las que normalmente se prepara. Pida que su plato se prepare sin glutamato monosódico (o *MSG* por sus siglas en inglés), el saborizante que con frecuencia se utiliza en la cocina china. Si bien el MSG se prepara con remolacha (betabel), una verdura saludable, tiene un índice glucémico muy alto. Pruebe una sopa de huevo o cualquier combinación de verduras frescas al vapor con pequeñas cantidades de carne, carne de ave, pescados o mariscos. Evite: el arroz al vapor (tiene un índice glucémico alto); los fideos crujientes fritos en freidora; los rollos primavera; las bolas de masa; las costillitas de cerdo; el *lo mein*; el *moo goo gai pan*; el pato Pekín y los platos que el menú describa como "*crispy*" (crujientes) o "*sweet and sour*" (agridulces). Asimismo es posible que muchas de las salsas se espesen con maicena. Pídale al mesero salsas preparadas sin maicena.

Comida india

La comida india se basa en carbohidratos buenos, particularmente en legumbres como los garbanzos y las lentejas, y en verduras como la espinaca y la berenjena. Lo malo es la gran cantidad de carbohidratos feculentos (como las papas) y de grasas malas. Muchos de los entremeses se fríen en freidora y las verduras y carnes por lo común se fríen o sofríen (saltean) con la mantequilla india conocida como *ghee*. No obstante, la mayoría de los restaurantes indios ofrecen varias opciones sabrosas incluso para la persona que está siguiendo la dieta South Beach. Pruebe la sopa *Mulligatawny*; los *dals* (platos con legumbres, pero fíjese que no tengan crema); la *chana* (un *curry* de garbanzos); las *kachumbars* (ensaladas de verduras); las *raitas* (ensaladas con un aliño/aderezo acre de yogur) o los platos que el menú describa como *masala* (una combinación de especias con tomates/jitomates y cebollas sofritos) o *tandoori* (carne, carne de ave o pescado sazonado y asado en un horno de barro).

Evite las *samosas* (un pastelillo relleno de verduras o carne y frito en freidora); el *puri* (un pan esponjoso frito en freidora); y los platos que se describan como *biryani*, *malai* o *korma*, los cuales contienen mucho aceite y crema.

Comida italiana

¿No pedir pasta? ¿En un restaurante italiano? De hecho resulta más fácil de lo que cree, pues por lo común existen varias opciones buenas para la persona que está siguiendo la dieta South Beach. Pruebe las ensaladas preparadas con aceite y vinagre balsámico; las almejas hechas al vapor con vino blanco; las sopas a base de consomé; la carne, la carne de ave o el pescado asado a la parrilla; las vieiras (escalopes, *scallops*) sofritas (salteadas) con hongos y una salsa de vino de Marsala; o bien la *escarola* o el brócoli *rabe* (dos tipos de verduras) sofritos con ajo y aceite de oliva.

Si pide pizza, opte por una de pan delgado en lugar de la siciliana u honda y cúbrala de verduras en lugar de salchicha o salchichón (salchicha italiana, *pepperoni*). Si no puede evitar la pasta, pídala integral y acompáñela con una guarnición sofrita con aceite de oliva y ajo o bien con salsa de tomate sencilla y proteínas buenas (almejas o camarones) o verduras. Evite el pan o el pan con ajo; los *antipastos* con queso y salami, que contienen mucha grasa saturada; y cualquier cosa que el menú describa como *carbonara* (preparado con crema y queso de grasa entera) o bien *parmigiana* (empanado/empanizado, frito y ahogado en queso *mozzarella* de grasa entera).

Comida mexicana

La mayor parte de la comida mexicana que se sirve en las cadenas de restaurantes y los establecimientos de comida rápida se prepara al estilo estadounidense, es decir, con una gran cantidad de grasas malas. No obstante, es posible disfrutar la comida mexicana y cuidar la salud al mismo tiempo. Pruebe un pollo o pescado asado a la parrilla; un pescado a la veracruzana (con una salsa fuerte de aceite de oliva, cebolla a la parrilla, aceitunas verdes y alcaparras); un mole de pollo (pechuga de pollo deshuesada y servida con una salsa picante muy condimentada); el pollo al mojo (pollo con una fuerte salsa de cítricos) o bien los camarones de hacha (camarones sofritos/salteados con una salsa de tomate/jitomate y tomatillo/tomate verde). Evite los totopos (tostaditas, nachos) fritos en freidora; cualquier cosa acompañada de queso, crema agria o guacamole; los frijoles (habichuelas) refritos (por lo común en manteca); las chimichangas (tortillas de harina rellenas de carne y queso y fritas en freidora); la salchicha mexicana llamada chorizo; y las envolturas duras para taco fritas en freidora.

Restaurantes de bistecs

Debe ser posible disfrutar una buena comida al estilo de la dieta South Beach en un restaurante especializado en bistecs y verduras. Pida un corte magro (bajo en grasa) de carne y disfrútelo con una taza de sopa a base de consomé y una guarnición de verduras al vapor o asadas a la parrilla.

Pruebe los cortes magros de res como el *top sirloin* o el *tenderloin* o bien una chuleta (*loin chop*) de cordero o de cerdo (exija que se le recorte el exceso de grasa antes de que se la preparen). En la barra de ensaladas, opte por camarones sin pelar, cóctel de camarón y verduras de hoja verde con brócoli y otras verduras no feculentas, así como un aliño (aderezo) de aceite de oliva y vinagre balsámico.

Evite los entremeses fritos en freidora, las sopas cremosas como el caldo de almejas *New England*, las costillitas de lomo, el *coleslaw*, las ensaladas de macarrones o de papas, las papas al horno, las papas a la francesa anchas y las ruedas de cebolla empanadas (empanizadas).

Desde que la dieta se volvió popular en Miami y el libro *La dieta South Beach* se convirtió en un bestséller, se ha puesto en contacto conmigo un sinnúmero de personas ansiosas por comunicarme su éxito al tratar de bajar de peso. Me ha dado mucho gusto comprobar que el programa es muy fácil de aprender y de poner en práctica. Ahora hay un sitio *web* diseñado para hacer la dieta aún más fácil: www.southbeachdiet.com/rodale.

¿De qué manera lo logra? El sitio *web* cuenta con la flexibilidad necesaria para proporcionarle respuestas y consejos personales y ayudarle a lograr sus metas. Asimismo lo pone en contacto con miles de personas que también están siguiendo el plan. En los foros de mensajes (*Message Boards*), usted podrá plantear sus preguntas y obtener respuestas de una gran comunidad de personas con experiencias semejantes que también están siguiendo la dieta, así como de nuestros expertos nutriólogos. También encontrará con regularidad consejos míos, tanto a través del boletín *Daily Dish* como en la sección de preguntas y respuestas *Ask Dr. Agatston Q&As*.

Las herramientas interactivas del sitio se diseñaron para proporcionar ayuda personal. En el registro del peso (*Weight Tracker*), por ejemplo, podrá apuntar su peso, llevar el seguimiento de sus avances y obtener una respuesta inmediata acerca de cómo le está yendo con la dieta. El sitio le indicará si está bajando de peso muy rápido o muy lento y qué puede hacer al respecto. Es como si tuviera a un entrenador personal para señalarle en qué debe mejorar, indicarle que le está saliendo mejor de lo que cree y mantener en alto su motivación.

En la sección de menús (*Meal Plans*) del sitio, encontrará los menús del día para la fase de la dieta en que se encuentre, un servicio de búsqueda de recetas (*Recipe Search*) para ayudarle a localizar de manera rápida y fácil deliciosos platos nuevos (incluyendo recetas vegetarianas) y un generador de listas de compras (*Shopping List Generator*) que imprimirá listas de ingredientes de forma automática. Al ponerse en línea con *South Beach Diet Online*, no sólo obtendrá ayuda para controlar su peso y la salud de su corazón, sino que también nos ayudará a mejorar la dieta. Los conocimientos científicos se están ampliando y mejorando cada vez más, y desde mi punto de vista esta dieta se encuentra en constante evolución. Conforme adquiramos nuevas informaciones acerca de las necesidades y las experiencias de las personas que están siguiendo la dieta, podremos mejorar de manera continua el sitio *web*, el régimen y nuestra capacidad para ayudar a quien se nos acerque. A fin de enterarse de los cambios y las actualizaciones que se le vayan haciendo a la dieta sin necesidad de registrarse para el sitio, también puede entrar a www.southbeachdiet.com/updates.

Dr. Arthur Agatston

GLOSARIO

Algunos de los términos usados en este libro no son muy comunes o se conocen bajo distintos nombres en distintas partes de América Latina. Por lo tanto, hemos preparado este glosario para ayudarle. Esperamos que le sea útil.

Abadejo. Sinónimo: anon. En inglés: *haddock.*

Aceite de alazor. Sinónimo: aceite de cártamo. En inglés: *safflower oil.*

Aceite de *canola*. Este aceite se extrae de la semilla de la colza y es bajo en grasa saturada. Sinónimo: aceite de colza. En inglés: *canola oil.*

Ají. *Vea* **Pimiento.**

Aliño. Un tipo de salsa, muchas veces hecha a base de vinagre y algún tipo de aceite, que se les echa a las ensaladas para darles más sabor. Sinónimo: aderezo. En inglés: *salad dressing.*

Ángel de mar. En inglés: *angelfish.*

Arándano. Baya azul pariente del arándano agrio. En inglés: *blueberry.*

Arándano agrio. Baya roja de sabor agrio usada para elaborar postres y bebidas. Sinónimo: arándano rojo. En inglés: *cranberry.*

Arenque. En inglés: *herring.*

Arroz silvestre. Una hierba de grano largo que crece en pantanos. Tiene un sabor a frutos secos y una textura correosa. Se consigue en las tiendas de productos naturales. En inglés: *wild rice.*

***Bagel*.** Panecillo en forma de rosca que se prepara al hervirlo en agua y luego se hornea. Se puede preparar con una gran variedad de sabores y normalmente se sirve con queso crema.

Bagre. Sinónimo: siluro. En inglés: *catfish.*

Barra alimenticia. Barra comercial nutritiva. Hay una gran variedad de barras alimenticias de distintas marcas y con distintos tipos de ingredientes. Algunas son altas en proteínas y bajas en carbohidratos; otras son altas en los últimos porque supuestamente proporcionan la energía necesaria para practicar deportes. En inglés: *nutrition bars* o *energy bars.*

Batatas dulces. Tubérculos cuyas cáscaras y pulpas tienen el mismo color amarillo-naranja. No se deben confundir con las batatas de Puerto Rico (llamadas "boniatos" en Cuba), que son tubérculos redondeados con una cáscara rosada y una pulpa blanca. Sinónimos de batata dulce: boniato, camote, moniato. En inglés: *sweet potatoes*.

Berza. Un tipo de repollo cuyas hojas no forman una cabeza. Son muy nutritivas y pueden aguantar tanto las temperaturas muy altas como las muy bajas. Además de ser muy populares entre los latinos, las berzas son una parte integral de la cocina del sur de los EE. UU. Sinónimos: bretón, col, posarno, repollo, tallo. En inglés: *collard greens*.

Biscuit. Un tipo de panecillo que la mayoría de las veces se hace con polvo de hornear en vez de levadura. Tiene una textura tierna y ligera y es muy popular en los EE. UU., especialmente en el sur.

Bisque. Una sopa espesa de mariscos en puré y crema.

Bistec. Filete de carne de res sacado de la parte más gruesa del solomillo. Sinónimos: bife, churrasco, biftec. En inglés: *beefsteak* o *steak*.

Bok choy. Un tipo de repollo (vea la definición de este en la página 174) chino.

Bouillabaise. Un guiso (estofado) de mariscos originario de Provenza, Francia. Se prepara con un surtido de pescados y mariscos, además de cebolla, vino blanco, ajo, azafrán y hierbas.

Brownie. Pastel (vea la definición de este en la página 173) cremoso de chocolate cortado en trozos cuadrados; a veces se rellena con frutos secos.

Butternut squash. *Vea* **Squash.**

Caballa. En inglés: *mackerel*.

Cacahuate. Fruto seco que proviene de una hierba leguminosa. Se come en varias formas, entre ellas crudo, tostado o en forma de una mantequilla. Sinónimos: cacahuete, maní. En inglés: *peanut*.

Cacerola. Comida horneada en un recipiente hondo tipo cacerola. Sinónimo: guiso. En inglés: *casserole*. También puede ser un recipiente metálico de forma cilíndrica que se usa para cocinar. Por lo general, no es muy hondo y tiene un mango o unas asas. Sinónimo: cazuela. En inglés: *saucepan*.

Caldo de almejas Manhattan. Un tipo de caldo de mariscos que lleva salsa de tomate. En inglés: *Manhattan clam chowder*.

Caldo de almejas New England. Un tipo de caldo de mariscos que lleva crema o leche. En inglés: *New England clam chowder.*

Cantaloup. Melón de cáscara grisosa-beige con un patrón parecido a una red. Su pulpa es de color naranja pálida y es muy jugosa y dulce. Sinónimo: melón chino.

Cebollín. Variante de la familia de las cebollas. Tiene una base blanca que todavía no se ha convertido en bulbo y hojas verdes que son largas y rectas. Ambas partes son comestibles. Son parecidos a los chalotes, y la diferencia está en que los chalotes tienen el bulbo ya formado y son más maduros. En inglés: *scallion.*

Cebollino. Una hierba que es pariente de la cebolla cuyas hojas altas y delgadas dan un ligero sabor a cebolla a los alimentos. Uno de sus usos populares es como ingrediente de salsas cremosas. También se usa como guarnición para las sopas y ensaladas. Debido a las variaciones regionales entre los hispanohablantes, a veces se confunde al cebollino con el cebollín. Vea las definiciones de estos en este glosario para evitar equivocaciones. Sinónimo: cebolleta. En inglés: *chives.*

Chalote. Una hierba que es pariente de la cebolla y los puerros (poros). Sus bulbos están agrupados y sus tallos son huecos y de un color verde vívido. De sabor suave, se recomienda agregarlo al final del proceso de cocción. Es muy utilizado en la cocina francesa. En inglés: *shallot.*

Champiñón. *Vea* **Hongo.**

Chícharos. Semillas verdes de una planta leguminosa eurasiática. Sinónimos: alverjas, arvejas, guisantes, *petit pois.* En inglés: *peas.*

Chile. *Vea* **Pimiento.**

Chili. Un guiso (estofado) de carne de res molida, frijoles (habichuelas) y chiles.

Coffee cake. Hablando estrictamente, es un tipo de pan. Sin embargo, tiene la consistencia de un pastel (vea la página 173) y por lo general se prepara con polvo de hornear en vez de levadura. Frecuentemente se rellena con frutas o frutos secos y lleva un glaseado ligero.

Coleslaw. Una ensalada de repollo (col) y mayonesa.

Comelotodo. Un tipo de legumbre con una vaina delgada de color verde brillante que contiene semillas pequeñas que son tiernas y dulces. Es un alimento de rigor de la cocina china. Es parecido a los tirabeques (vea la página 176) pero la diferencia está en que la vaina del comelotodo es más plana y sus semillas no son tan dulces como las de la otra verdura. En inglés: *snow peas.*

Croissant. Sinónimos: medialuna, cuernito, cachito.

Cruller. Una especie de rosquilla a la que se le da la forma de un nudo largo, se fríe y se le espolvorea azúcar glas o bien se le unta un glaseado dulce.

Dip. Una salsa o mezcla blanda (como el guacamole, por ejemplo), en que se mojan los alimentos para picar, como por ejemplo hojuelas de maíz, papitas fritas, nachos, zanahorias o apio.

Eggbeaters. Una marca comercial de sustituto de huevos.

Ejotes. *Vea* **Habichuelas verdes.**

Empanado. Sinónimo: empanizado. En inglés: *breaded.*

English muffins. Un tipo de pan pequeño (de 3 pulgadas/7,5 cm de diámetro) y plano que se prepara al hornearlo en una plancha especial. Por lo general se vende preempaquetado en los supermercados (colmados) y ya picado a la mitad. Se tuestan las mitades, cuyas superficies interiores tienen muchos grietos, y se les unta mermelada o mantequilla.

Ensalada *Waldorf.* Un tipo de ensalada que consiste en apio picado, manzana, nueces picadas y mayonesa, todo servido sobre una cama de lechuga.

Eperlano arco iris. Un tipo de pescado que se encuentra a lo largo de las costas este y oeste de los EE. UU. Su espalda es de color verde platinado y sus costados y barriga son platinados. Su carne es delicada y aceitosa, con un sabor suave. En inglés: *rainbow smelt.*

Esturión. Un tipo de pescado muy cotizado por su carne sabrosa, la cual es tan firme que casi tiene la consistencia de carne. Su sabor es fresco y delicado. Es difícil de conseguirlo fresco y por lo general en EE. UU. se vende ahumado. En inglés: *sturgeon.*

Filet mignon. Corte de carne que es tierno, pequeño y no tiene huesos que viene de la parte gruesa del lomo del animal. Algunos hispanos le dicen filete de ternera al *filet mignon*, pero este libro se refiere al *filet mignon* de res maduro, no de ternera.

Frijoles. Una de las variedades de plantas con frutos en vaina del género *Phaseolus.* Vienen en muchos colores: rojos, negros, blancos, etcétera. Sinónimos: alubia, arvejas, caraotas, fasoles, fríjoles, habas, habichuelas, judías, porotos, trijoles. En inglés: *beans.*

169

Fruto seco. Alimento común que consiste en una semilla comestible encerrada en una cáscara. Entre los ejemplos más comunes de este alimento están las almendras, las avellanas, los cacahuates (maníes), los pistachos y las nueces. Aunque muchas personas utilizan el termino "nueces" para referirse a los frutos secos en general, en realidad "nuez" significa un tipo común de fruto seco en particular.

Fudge. Caramelo semiblando hecho de mantequilla, azúcar y varios aromatizantes, entre ellos chocolate, vanilla y arce (*maple*).

Galletas y galletitas. Tanto "galletas" como "galletitas" se usan en Latinoamérica para referirse a dos tipos de comidas. El primer tipo es un barquillo delgado no dulce (en muchos casos es salado) hecho de trigo que se come como merienda o que acompaña una sopa. El segundo tipo es un tipo de pastel (vea la definición de este en este glosario) plano y dulce que normalmente se come como postre o merienda. En este libro, usamos "galleta" para describir los barquillos salados y "galletita" para los pastelitos pequeños y dulces. En inglés, una galleta se llama "*cracker*" y una galletita se llama "*cookie*".

Galletas *Graham*. Galletitas (vea la definición de estas arriba) dulces hechas de harina de trigo integral.

Gallina de Cornualles. Gallina miniatura que pesa hasta 2 libras (1,13 kg) y tiene una proporción de carne a hueso tan baja que cada una constituye un porción.

Gallineta. En inglés: *ocean perch*.

Ghee. Vea Mantequilla purificada *ghee* en la página 172.

Granola. Una mezcla de copos de avena y otros ingredientes como azúcar morena, pasas, cocos y frutos secos. Se prepara al horno y se sirve en pedazos o barras.

Gravy. Una salsa hecha del jugo (zumo) de la carne asada.

Haba. Frijol plano de color oscuro (vea la definición de este en la página anterior) de origen mediterráneo que se consigue en las tiendas de productos naturales.

Habas blancas. Frijoles planos de color verde pálido, originalmente cultivados en la ciudad de Lima en el Perú. Sinónimos: alubias, ejotes verdes chinos, frijoles de Lima, judías blancas, porotos blancos. En inglés: *lima beans*.

Habichuelas verdes. Frijoles verdes, largos y delgados. Sinónimos: habichuelas tiernas, ejotes. En inglés: *green beans* o *string beans*.

Half and half. Mezcla comercial de partes iguales de crema y leche que en los EE. UU. comúnmente se echa al café matutino.

Harina de trigo integral. En inglés: *whole wheat flour*. *Vea* **Integral.**

Hipogloso. Sinónimo: halibut. En inglés: *halibut.*

Hongo. Variedad del *fungi* de la clase *Basidiomycetes*. Hay muchas variedades, entre ellas el *shiitake*, que es japonés, y el *Italian brown* de Italia. La variedad pequeña blanca se conoce como champiñón o seta. En inglés los hongos en general se llaman *mushrooms* y los champiñones se llaman *button mushrooms.*

Hummus. Una pasta hecha de garbanzos aplastados mezclados con jugo de limón, aceite de oliva, ajo y aceite de sésamo (ajonjolí). Es muy común en la cocina del Medio Oriente, donde se come con pan árabe (pan de pita).

Integral. Este término se refiere a la preparación de los cereales (granos) como el arroz, el maíz, la avena, el pan, etcétera. En su estado natural, los cereales tienen una capa exterior muy nutritiva que aporta fibra dietética, carbohidratos complejos, vitaminas del grupo B, vitamina E, hierro, cinc y otros minerales. No obstante, para que tengan una presentación más atractiva, muchos fabricantes les quitan las capas exteriores a los cereales. La mayoría de los nutriólogos y médicos recomiendan que comamos los cereales integrales (excepto en el caso del alforjón o trigo sarraceno) para aprovechar los nutrientes que nos aportan. Estos productos se consiguen en algunos supermercados y en las tiendas de productos naturales. Entre los productos integrales más comunes están el arroz integral (*brown rice*), el pan integral (*whole-wheat bread* o *whole-grain bread*), la cebada integral (*whole-grain barley*) y la avena integral (*whole oats*).

Lechuga repollada. Cualquiera de los diversos tipos de lechugas que tienen cabezas compactas de hojas grandes y crujientes que se enriscan. En inglés: *iceberg lettuce.*

Lechuga romana. Variedad de lechuga con un largo y grueso tallo central y hojas verdes y estrechas. Sinónimo: orejona. En inglés: *romaine lettuce.*

Lenguado. En inglés: *sole.*

Lingcod. Un tipo de pescado oriundo de la costa occidental de los EE. UU. cuyo sabor es ligeramente dulce. Su textura es firme, es bajo en grasa y se puede preparar de múltiples formas: frito, a la parrilla, horneado, asado al horno o bien en sopas o guisos (estofados).

London Broil. *Vea* **Round.**

Lubina. Sinónimos: robalo, corvina. En inglés: *sea bass.*

Lubina estriada. En inglés: *striped bass.*

Lucio. En inglés: *pike.*

Maíz. Sinónimos: elote, choclo. En inglés: *corn.*

Mantequilla purificada *ghee.* Un tipo de mantequilla preparada al separar los sólidos lácteos del líquido dorado en la superficie. Tiene un sabor a frutos secos. Por lo general se consigue en las tiendas *gourmet.*

Margarina sin transgrasas. Un tipo de margarina que no contiene transgrasas, un tipo de grasa que ha sido vinculado a las enfermedades cardíacas. Por lo general dice en los envases "*trans-free*" o "libre de transgrasas".

Melocotón. Fruta originaria de la China que tiene un color amarillo rojizo y cuya piel es velluda. Sinónimo: durazno. En inglés: *peach.*

Merienda. En este libro, es una comida entre las comidas principales del día, sin importar ni lo que se come ni a la hora en que se come. Sinónimos: bocadillo, bocadito, botana, refrigerio, tentempié. En inglés: *snack.*

Merluza. En inglés: *hake.*

Mero. En inglés: *grouper.*

Molido por piedra. Un método de moler cereales como trigo o avena en que se utilizan piedras en vez de máquinas. Este método viene siendo más saludable porque no elimina tanto de la fibra natural de los cereales. Al comprar alimentos cuyas etiquetas digan "*stone ground*" o "molido por piedra", puede tener mayor confianza de que estos sean integrales y por tanto en acorde con los principios de la dieta South Beach.

Muffin. Pan pequeño parecido a un pastel (vea la definición de este abajo) que se puede preparar con una variedad de harinas y que muchas veces contiene frutas y frutos secos. La mayoría de los *muffins* norteamericanos se hacen con polvo de hornear en vez de levadura. Sin embargo, el *muffin* inglés sí se hace con levadura y tienen una textura más fina que el norteamericano. Es muy común como comida de desayuno en los EE. UU.

Naranja. Sinónimo: china. En inglés: *orange*.

Omelette. Plato a base de huevos con relleno. Para preparar un *omelette*, se baten huevos hasta que tengan una consistencia cremosa y después se cocinan en una sartén, sin revolverlos, hasta que se cuajen. Se sirven el *omelette* doblado a la mitad con un relleno (como jamón, queso, espinacas) colocado en el medio. Algunos hispanohablantes usan el término "tortilla" para referirse al *omelette*. Una *frittata* es un tipo de *omelette* en que el relleno se agrega a los huevos batidos antes de que se cocinen. Típicamente esta se hornea y no se sirve doblado.

Palomitas de maíz. Granos de maíz cocinados en aceite o a presión hasta que formen bolas blancas. Sinónimos: rositas de maíz, rosetas de maíz, copos de maíz, cotufa, canguil.

Pan árabe. Pan plano originario del Medio Oriente que se prepara sin levadura. Sinónimo: pan de *pita*. En inglés: *pita bread*.

Panqueque. Un pastel (vea la definición de este en la página anterior) plano generalmente hecho de alforjón (trigo sarraceno) que se dora por ambos lados en una plancha o sartén engrasada.

Pargo. Sinónimos: chillo, huachinango. En inglés: *red snapper*.

Parrilla. Esta rejilla de hierro fundido se usa para asar diversos alimentos sobre brasas o una fuente de calor de gas o eléctrica en toda Latinoamérica, particularmente en Argentina y Uruguay. En inglés: *grill*. También puede ser un utensilio de cocina usado para poner dulces hasta que se enfríen. Sinónimo: rejilla. En ingles: *rack*.

Pastel. El significado de esta palabra varía según el país. En Puerto Rico, un pastel es un tipo de empanada servido durante las fiestas navideñas. En otros países, un pastel es una masa de hojaldre horneada que está rellena de frutas en conserva. No obstante, en este libro, un pastel es un postre horneado generalmente preparado con harina, mantequilla, edulcorante y huevos. Sinónimos: bizcocho, quey, cake, panqué, queque, tarta. En inglés: *cake*.

Pastel blanco esponjoso. Un tipo de pastel (vea la definición de este arriba) ligero que se prepara sin levadura y con varias claras de huevo batidos. En inglés: *angel food cake*.

Pay. Una masa de hojaldre horneada que está rellena de frutas en conserva. Sinónimos: pai, pastel, tarta. En inglés: *pie*.

Pesto. Una salsa italiana hecha de albahaca machacada, ajo, piñones y queso parmesano en aceite de oliva. Es una salsa robusta para *minestrone* o pasta.

Pimiento. Fruto de las plantas *Capsicum*. Hay muchísimas variedades de esta hortaliza. Los que son picantes se conocen en México como chiles picantes, y en otros países como pimientos o ajíes picantes. Por lo general, en este libro nos utilizamos "chiles" para referirnos a los picantes y "pimientos" para referirnos a los que tienen forma de campana, los cuales no son nada picantes. En muchas partes de México, estos últimos se llaman pimientos morrones. En el Caribe, se conocen como ajíes rojos o verdes. En inglés, estos se llaman *bell peppers*.

Plátano amarillo. Fruta cuya cáscara es amarilla y que tiene un sabor dulce. Sinónimos: banana, banano, cambur y guineo. No lo confunda con el plátano verde (plátano macho), que si bien es su pariente, es una fruta distinta.

Queso azul. Un queso suave con vetas de moho comestible de color azul verdoso. En inglés: *blue cheese*.

Queso *feta*. Un queso griego hecho de leche de cabra. Es blanco, salado y muy desmenuzable.

Queso *ricotta*. Un queso italiano blanco con una consistencia parecida a la del yogur. Es húmedo y tiene un sabor ligeramente dulce, por lo que se presta para hacer postres. En inglés: *ricotta cheese*.

Rábano picante. Sinónimo: raíz fuerte. En inglés: *horseradish*.

Relish. Un condimento que por lo general se hace de pepinos encurtidos, tomates verdes, verduras picadas y rábano picante (raíz) fuerte; suele servirse con carnes.

Reloj anaranjado. Pescado de origen neozelandés que se ha hecho muy popular en los EE. UU. por su carne blanca y firme, contenido bajo de grasa y sabor suave. En inglés: *orange roughy*.

Repollo. Una planta verde cuyas hojas se agrupan en forma compacta y que varía en cuanto a su color. Puede ser casi blanco, verde o rojo. Sinónimo: col. En inglés: *cabbage*.

Requesón. Un tipo de queso hecho de leche descremada. No es seco y tiene relativamente poca grasa y calorías. En inglés: *cottage cheese*.

Rodillo. Un palo redondo con dos asas pequeñas usado para amasar pan. Sinónimos: palo de amasar, fuslero, amasador, rollo de pastelería. En inglés: *rolling pin*.

Round. Corte de carne de res estadounidense que abarca desde el trasero del animal hasta el tobillo. Es menos tierno que otros cortes, ya que la pierna del animal ha sido fortalecida por el ejercicio. El *top round* es un corte del *round* que se encuentra en el interior de la pierna y es el más tierno de todos los cortes de esta sección del animal. A los cortes gruesos del *top round* frecuentemente se les dice *London Broil* y a los cortes finos de esta zona se les dice *top round steak*. El *eye round* es el corte menos tierno de esta sección pero tiene un sabor excelente. Todos estos cortes requieren cocción lenta con calor húmedo.

Salsa para cóctel. Un tipo de salsa que consiste en *ketchup*, rábano picante, jugo de limón y algún otro sazonador derivado del chile. Sirve de acompañante a ciertos tipos de mariscos, como camarones. En inglés: *cocktail sauce*.

Salsa *Worcestershire*. Nombre comercial de una salsa inglesa muy condimentada cuyos ingredientes incluyen salsa de soya, vinagre, melado, anchoas, cebolla, chiles y jugo de tamarindo. La salsa se cura antes de embotellarla.

Sándwich tipo *sub*. Un tipo de sándwich preparado con un panecillo con forma de submarino, carnes tipo fiambre, queso, tomate, lechuga y mayonesa, aunque hay muchas variantes. Los *subs* pueden ser de atún o de albóndigas o variar en cuanto a las carnes tipo fiambre que llevan. Sinónimos en inglés: *hoagie*, *hero*.

Sándwich tipo *wrap*. Un tipo de sándwich que consiste en carnes tipo fiambre o bien pollo o pavo, además de tomate, lechuga y mayonesa, que se envuelve en un plan plano, como una tortilla. "*Wrap*" significa "envolver" en inglés; de ahí su nombre. En este libro se recomiendan los *wraps* hechos de algún tipo de carne o verduras envueltas en una hoja grande de lechuga para evitar los carbohidratos del pan que normalmente se usa para preparar este tipo de sándwich.

Scone. Un tipo de panecillo de origen inglés preparado con harina —no levadura— y horneado.

Sirloin. Corte de carne de res que se encuentra en la carne del lomo, que suele ser muy tierna, y en la de los cuartos, que es dura. Es muy común y fácil de encontrar en los supermercados (colmados) de los EE. UU.

Sirope de maíz. Un edulcorante común que se agrega a muchos alimentos. Se recomienda que evite los alimentos que cuentan con este edulcorante en su lista de ingredientes. En inglés: *corn syrup.*

Squash. Nombre genérico de varios tipos de calabaza oriundos de América. Los *squash* se dividen en dos categorías: *summer squash* (el veraniego) y *winter squash* (el invernal). Los veraniegos tienen cáscaras finas y comestibles, una pulpa blanda, un sabor suave y requieren poca cocción. Entre los ejemplos de estos está el *zucchini.* Los invernales tienen cáscaras dulces y gruesas, su pulpa es de color entre amarillo y naranja y más dura que la de los veraniegos. Por lo tanto, requieren más tiempo de cocción. Entre las variedades comunes de los *squash* invernales están los *acorn squash,* el *spaghetti squash* y el *butternut squash.* Aunque la mayoría de los *squash* se consiguen todo el año en los EE. UU., los invernales comprados en otoño e invierno tienen mejor sabor.

Strudel. Postre de origen alemán que se prepara con una masa de hojaldre rellena de algún tipo de fruta y que luego se hornea.

Tabbouleh. Una ensalada de origen libanés que consiste en trigo *bulgur* mezclado con tomates (jitomates) picados, cebolla, menta (hierbabuena), perejil, aceite de oliva, jugo de limón y lechuga.

Tempeh. Alimento parecido a un pastel (vea la definición de este en la página 173) hecha de frijoles de soya. Tiene un sabor a nuez y a levadura. Es muy común en las dietas asiáticas y vegetarianas.

Tirabeques. Chícharos (vea la definición de estos en la página 168) que no están bien desarrollados y tienen vainas delgadas y planas; se cultivan para comerse enteros. Sinónimos: chícharos, guisantes o arvejas mollares. En inglés: *snow peas.*

Tocino canadiense. Carne de cerdo ahumada y baja en grasa que se toma del lomo del animal. Viene en pedazos cilíndricos que se pueden picar como se desee. Cuesta más que el tocino pero es más saludable porque contiene menos grasa. En inglés: *Canadian bacon.*

Tofu. Un alimento un poco parecido al queso que se hace de la leche de soya cuajada. Es soso pero cuando se cocina junto con otros alimentos, adquiere el sabor de estos.

Top round. Vea Round.

Tortellini. Una especie de pasta hecha de huevos. Es redonda y típicamente se rellena de carne o de verduras.

Toronja. Esta fruta tropical es de color amarillo y muy popular en los EE. UU. como una comida en el desayuno. Sinónimos: pamplemusa, pomelo. En ingles: *grapefruit*.

Totopos. Sinónimos: nachos, tostaditas. En inglés: *tortilla chips*.

Trigo *bulgur*. Un tipo de trigo mediooriental que consiste en granos que han sido cocidos a vapor, secados y molidos. Tiene una textura correosa. Se consigue en las tiendas de productos naturales. En inglés: *bulgur wheat*.

Vichyssoise. Una sopa cremosa hecha de papas y puerros.

Waffle. Una especie de pastel hecho de una masa líquida horneada en una plancha especial cuyo interior tiene la forma de un panal. Se hornea en la plancha y se sirve con almíbar. Sinónimos: wafle, gofre.

Wrap. Vea **Sándwich tipo *wrap*** en la página 175.

Zanahorias cambray. Zanahorias pequeñas, delgadas y tiernas que son 1½" (4 cm) de largo. En inglés: *baby carrots*.

Zucchini. Un tipo de calabaza con forma de cilindro un poco curvo y que es un poco más chico en la parte de abajo que en la parte de arriba. Su color varía entre un verde claro y un verde oscuro, y a veces tiene marcas amarillas. Su pulpa es color hueso y su sabor es ligero y delicado. Sinónimos: calabacín, calabacita, hoco, zambo, zapallo italiano. En inglés: *zucchini*.

ÍNDICE DE TÉRMINOS

Las referencias <u>subrayadas</u> indican que la materia del texto se encuentra dentro de los recuadros.

TABLA DE CONVERSIONES

Se han redondeado estos equivalentes un poco para facilitar la medición.

MEDIDAS DE VOLUMEN		
EE. UU.	*Imperial*	*Métrico*
¼ cdta.	—	1 ml
½ cdta.	—	2 ml
1 cdta	—	5 ml
1 cda.	—	15 ml
2 cda. (1 onza)	1 onzas	30 ml
¼ taza (2 onzas)	2 onzas	60 ml
⅓ taza (3 onzas)	3 onzas	80 ml
½ taza (4 onzas)	4 onzas	120 ml
⅔ taza (5 onzas)	5 onzas	160 ml
¾ taza (6 onzas)	6 onzas	180 ml
1 taza (8 onzas)	8 onzas	240 ml

MEDIDAS DE PESO	
EE. UU.	*Métrico*
1 onza	30 g
2 onzas	60 g
4 onzas (¼ lb)	115 g
5 onzas (⅓ lb)	145 g
6 onzas	170 g
7 onzas	200 g
8 onzas (½ lb)	230 g
10 onzas	285 g
12 onzas (¾ lb)	340 g
14 onzas	400 g
16 onzas (1 lb)	455 g
2.2 lb	1 kg

MEDIDAS DE LONGITUD	
EE. UU.	*Métrico*
¼"	0,6 cm
½"	1,25 cm
1"	2,5 cm
2"	5 cm
4"	11 cm
6"	15 cm
8"	20 cm
10"	25 cm
12" (1')	30 cm